齐鲁针灸医籍集成·现代Ⅲ

张永臣　贾红玲　校注

U0286596

科学出版社

北京

内 容 简 介

《齐鲁针灸医籍集成》(校注版)是在全面系统地收集、整理山东省古今医籍的基础上,加以分析、归纳、总结,从针灸理论、临床实践的角度,对遴选出的与针灸相关的医籍进行校注。本册选取现代针灸学家焦勉斋编著的《针术手法》《针灸对痹病的辨证论治》进行点校,并对较难理解的文字加以注释。

本书可供中医院校师生、科研人员、临床医生和中医爱好者阅读参考。

图书在版编目(CIP)数据

齐鲁针灸医籍集成.现代.Ⅲ / 张永臣,贾红玲校注.—北京:科学出版社,2016.11
ISBN 978-7-03-050558-3

Ⅰ.①齐… Ⅱ.①张… ②贾… Ⅲ.①针灸学-中医典籍-汇编-中国-现代 Ⅳ.①R245

中国版本图书馆 CIP 数据核字(2016)第 269142 号

责任编辑:朱 灵
责任印制:谭宏宇 / 封面设计:殷 靓

科学出版社 出版
北京东黄城根北街 16 号
邮政编码:100717
http://www.sciencep.com

南京展望文化发展有限公司排版
上海叶大印务发展有限公司印刷
科学出版社发行 各地新华书店经销

*

2017 年 1 月第 一 版 开本:B5(720×1000)
2017 年 1 月第一次印刷 印张:5
字数:62 000

定价:42.00元
(如有印装质量问题,我社负责调换)

谨以此书祝贺山东中医药大学建校六十周年、

针灸推拿学院建院三十周年！

丛书序

中医学是中华文化的一部分，而针灸学又是中医学中的一块瑰宝。中医之术莫古于针灸，即起源较早；莫效于针灸，即有简便验廉之特点；莫难于针灸，即易学而难入、难精。现存较早的医籍《素问·异法方宜论》云："故东方之域，天地之所始生也。鱼盐之地，海滨傍水，其民食鱼而嗜咸，皆安其处，美其食。鱼者使人热中，盐者胜血，故其民皆黑色疏理。其病皆为痈疡，其治宜砭石。故砭石者，亦从东方来。"即针刺起源于我国东部地区，即山东一带。《孟子·离娄篇》云："犹七年之病，求三年之艾。"济宁市微山县、曲阜市出土的汉画像石上的针灸图定名为《扁鹊针灸行医图》，可以作为针刺起源和发展的佐证之一。

齐鲁针灸在我国针灸学发展史上具有重要的地位和作用，古代医家擅长针灸者如战国时期的扁鹊、西汉时期的淳于意、晋之王叔和、南宋之徐氏家族、金元之马丹阳、明之翟良、清之岳含珍与黄元御等，仁济齐鲁及周边地区。而汉代安徽的华佗游历山东、施医送药，金元时期河北的窦汉卿从师于滕县名医李浩，元代浙江名医滑伯仁从师于东平高洞阳，明代浙江针灸大家杨继洲也曾行医山东，湖北医家李时珍来山东考察药物兼以行医。近代民国名医黄石屏学医于山东，后闻名于海上。现代医家钟岳琦学于江南名家承淡安，张善忱为针灸事业殚精竭虑。而焦勉斋、郑毓桂、杜德五、李少川、臧郁文、马同如等医家，或为全国名医，或为地方名医，仁术惠民，教书育人，在齐鲁针灸史上增加了浓墨重彩的一笔。

中医之传承，借以书籍为先；古今之医籍，浩瀚博大纷杂。针灸之医籍，也是如此。特别是古代医籍,几经传抄,版本不一,刻印质量高低不等。今我校张永臣、宋咏梅、贾红玲等,对齐鲁针灸的历史进行了系统性研究,遴选出一些与针灸相关的医籍加以校注、出版,名之曰《齐鲁针灸医籍集成》(校注版)。本丛书从一个侧面整理、保存、传承了中医针灸文献,也从另一个侧面呈现了齐鲁针灸数千年的发展历程和各历史阶段所取得的成就,展示了齐鲁针灸的历史积淀,为我省乃至全国针灸事业的传承和发展、创新起到较好的作用。

然学海无涯,宜勤求古训而博采众方,精勤不倦方能博极医源。在丛书付梓之际,略述数语以嘉勉之!

中国针灸学会副会长

山东针灸学会原会长   **吴富东**

山东中医药大学原副校长、教授、博士研究生导师

2016 年 9 月 10 日

前言

"山东"和"齐鲁"是历史上形成的地理名词,今日看来,二者所指地理范围大体相当,"齐鲁"是"山东"的代称。"山东"之名,古已有之,但地域范围不一。《战国策·秦策》有"当秦之隆……山东之国,从风而服",山东指崤山、华山以东的地区。汉代将太行山以东的地区统称为"山东",《山东通史》记载:西周、春秋时,山东属齐、鲁、曹、滕、薛、郯、莒及宋、卫国的一部分,战国后期属齐,其南北各一部分属楚、赵。秦统一全国后,在山东置齐郡、琅琊、胶东、济北、东海、薛郡、东郡等郡。西汉初,山东多为刘邦之子"齐王"刘肥的封地。汉武帝元封五年(公元前106年),山东分属青、兖、徐三州。东汉时,山东属青、徐、兖、豫四州。西晋时,山东属青、徐、兖、豫、冀五州。隋朝时,山东又归属青、徐、兖、豫四州。唐贞观初,全国为十道,河、济以南属河南道,以北属河北道。北宋分为二十四路,山东分属京东东路、京东西路。金大定八年年(1168年),置山东东西路统军司,山东正式成为地方行政区划。元朝时,分置山东东西道肃政廉访司及山东东西道宣慰司。明洪武元年(1368年),置山东行中书省,治青州,后改置山东承宣布政使司。清代,将山东政区正式定为山东省。1949年,徐州市直属山东省管辖,新海连(连云港)市属山东鲁中南行署管辖,1953年1月,徐州市划归江苏省管辖。之后,山东地界未再发生大的变化。

而"齐鲁"之称,典籍历见,如《北史·儒林列传》云:伏生"教于齐鲁之间,学者由是颇能言《尚书》,诸山东大师,无不涉《尚书》以教矣。""齐鲁赵魏,学者尤多;负笈追师,不远千里;讲诵之声,道路不绝。"齐鲁之号"山东",殆自此始。《史记·三王世家》中汉武帝有"生子当置之齐鲁礼义之乡"的文化向往,《隋书·文学列传》有"齐鲁富经学"之言,宋代文学家苏辙言"吾本生西南,为学慕齐鲁"。这些反映出在复杂多变的历史长河中,齐鲁文化传承不息的生命力和对人们根深蒂固的文化影响,而齐鲁文化也影响着中医、针灸的发展,互相交融和促进。

针灸学是中华民族智慧的结晶,它是我国传统文化的一部分,现正逐渐为世界人民所接受,并为人民的健康发挥着重要的作用。针灸医籍对针灸的传承和发展有着非凡的作用,它是针灸学发源、发展的历史见证,是针灸学理论的重要载体,是发展、创新的基础,因此整理、保护针灸医籍具有深远的意义。作为针灸发源地的针灸工作者,有责任、有使命将现存针灸医籍发掘、收集、整理、出版、保护和利用,不仅能为国内外学者的针灸研究提供便利,也可为我国针灸文献研究总体水平的提高作出应有的成绩。此外,目前我国的针灸古籍存在分布分散的缺点,而有的针灸医家的手稿或者油印稿随着时间的流逝,有损毁、丢失的可能,如不及时系统整理和保护,诸多针灸文献将面临佚失的危险。齐鲁医家的针灸学术特点和成就在我国针灸学中占有重要的一席之地,各医家在理论上潜心研究,发皇古义,推陈出新;在学术上兼容并蓄,各抒己见,各有所长。而在学术著作方面,或重理论探讨,或重临床实践,或重专业知识传播,或重科普知识推广。作为中医学的一个缩影,齐鲁针灸具有明显的地域特色,它的内涵值得我们继续努力挖掘、开发、传承、利用和创新。

有感于此,我和我校中医医史文献学、针灸推拿学的宋咏梅、贾红玲等同道,在系统收集、整理与山东相关的古今医籍的基础上,选取价值较高的、与针灸相关的医籍或针灸专著加以校勘,并从理论、临床的角度加以简要注释,以丛书的形式出版,名之曰《齐鲁针灸医籍集成》(校注版)。以期本套丛书能比较完整和清晰地展现古今齐鲁针灸的成就和概貌,更好地整理、保存针灸文献,也为针灸临床、教学、科研提供一套比较完整的、与齐鲁针灸相关的参考书,同时对保存祖国针灸文化起到了积极的促进作用。虽曰集成,实不能全部包括进去,由于我们学术水平及其他客观条件所限,所收书籍数目也很有限。

为收集到较好、最有代表性的书籍,校注人员奔走于济南及其他城市的各图书馆、藏书楼,拜访民间藏书家,走访书籍原作者及其后人。为保证校注质量,校注人员不计报酬,不畏寒暑,抓紧点滴时间,认真点校,仔细注释,经过大量艰辛的劳动,基本成稿,我对编委会全体成员表示由衷的感谢;而对书籍原作者或其后人表示无尽的歉意,因为资金所限,未能支付稿酬,为了齐鲁针灸的今天和明天,他们的深明大义之举时刻撞击着我们的心灵,激励我们要做好本套丛书,出精品之作,永传齐鲁针灸文化。

本套丛书的出版,得到了学校领导和科研处、文献研究所、针灸推拿学院、图书馆、宣传部领导的大力支持,听取了刘玉檀、国培、张登部、吴富东、单秋华、刘光亭、孙学全、杨传义、张方玉等老师的宝贵建议,我校王振国、田思胜、韩涛、刘更生、汤继芹、刘江亭等老师,中国中医科学院针灸研究所的赵京生老师和南京中医药大学的张树剑老师均给予了热情鼓励、指导和帮助,相关工作人员为本丛书付出了大量的辛勤汗水,在此谨表示我们诚挚的感谢!

同时,也将此套丛书作为献给山东中医药大学建校六十周年和针灸推拿学院建院三十周年的礼物,深深感谢母校的教育和培养,也祝愿母校培养出更多的优秀人才,创造出新的辉煌!

点校此类图书,我们经验不足,加之学术水平有限,虽经几经努力,但书中定会存在这样、那样的不足、缺点和错误,恳请读者不吝赐教,批评指正。

张永臣

2016 年 10 月 29 日于山东中医药大学

目
录

《针灸对痹病的辨证论治》

《针术手法》

原著　焦勉斋

校注说明

焦勉斋(1906—1975年),原名焦念勉,以字行,汉族,山东省章丘人,曾任济南市中医医院针灸科主任,兼任山东省中医学会理事、济南市中医学会理事长、济南市武术学会副会长,还担任过山东省政协第二、三、四届委员,济南市第二、三、四届人大代表。其父焦相之是当地有名的针灸医生,焦勉斋天资聪慧,勤奋好学,自幼受家庭熏陶,随父行医,18岁开始独立行医。其深研《黄帝内经》《难经》《针灸甲乙经》《伤寒论》《金匮要略》《千金处方》等书,临床经验逐渐提高,1949年底在济南创办焦氏诊所。1954年参加济南市中医诊疗所,1957年入济南市中医医院针灸科工作。焦氏提倡运掌练气,创"沉、浮、偏、侧、伸、屈、旋、导"运掌八法,把气功用于针灸;改良了"烧天火""透天凉"操作手法,创焦氏进针、出针手法,提出了气至补泻的观点,临证取穴少而精。擅长治疗痹症、卒中后遗症、脘腹痛、面瘫、遗尿、失眠,是泉城颇有名望的针灸专家,其知名弟子如陈永康。

焦勉斋的著作《针术手法》于1960年9月由人民卫生出版社出版,其中记述了焦勉斋的临床经验和独特的针刺手法,1962年10月再版,发行量6.5万册,为针灸的推广应用起到了很大的作用。

本次校注的具体原则:

1. 全书采用简体横排,加以现代标点符号。

2. 凡本书中异体字、俗写字、古字和一些名词和术语,如"腧穴""输穴""俞穴"以符合现代应用规范为准,均径改不出校。

3. 若显系底本有误、脱、衍、倒者,则据他书或本书前后文例、文义改之、补之、删之,并出校注明。若怀疑底本有误、脱、衍、倒者,则不改动原文,只出校,注明疑误理由。若底本因纸残致脱文字者,凡能据字形轮廓或医理可以大体判定出某字者,则补其字,或在注文中注明应补某字。

4. 本书中引录他书文献,虽有删节或缩写,但不失原意,不改。

5. 对难字、僻字、异读字,采用汉语拼音加直音的方法加以注音,并释字义;对费解的专用名词或术语加以注释;对通假字予以指明,并解释其假借义。

6. 从临床角度对书中有关内容加以注解,附以己见,供读者参考。

前　言

　　针灸疗法,是祖国医学遗产的组成部分。是我国古代人民在长期与疾病斗争中,不断积累起来的宝贵经验,几千年来,一直为人民的健康服务,深受广大群众的欢迎。新中国成立(1949 年 10 月 1 日)后十年来,在党的领导下,针灸疗法和祖国医学其他学科一样,获得了蓬勃的发展。全国广大医务人员展开了针灸学习,很多新的成就,层见叠出,进一步丰富了针灸学术。

　　针术手法,是针灸疗法中的主要问题之一。如果手法不当,则直接影响治疗效果。但是针术手法,各家各有不同的经验、不同的操作方法,这对我们来说,都是应该很好学习、研究的。

　　本书内容主要是我的一些临床经验,并结合《内经》《难经》①等古典医书的理论而编写的。应该说明:本书所介绍的手法,系我多年的点滴临床经验,因此有些问题,与一般针灸书籍的记述,有其不同之处。但是为了相互学习,所以我整理出来,希望读者予以批评指正。

　　另外,由于我的编写能力不足,本书在内容上,很可能存有许多缺点,也希望读者多提宝贵意见,以便修订提高。

济南市立中医医院针灸科　焦勉斋

1960.3

---

① 《内经》《难经》:原书无书引号,今加,后同。

第一章　运掌练气

　　运掌练气法是一种强健身体、预防疾病的养生方法。我从十八岁学习针灸时，即开始练习，三十余年，体会到运掌练气法，不但对身体健康，起了很大的保障作用，特别对于指掌运动力量的增强，其作用更为显著，从而对针术手法的操作，就会收到预期的功效。譬如施行补泻手法时，如果掌指力量充足，则捻、刮技术才能运用自如。再如施行烧山火、透天凉手法的呼吸运气，如果缺乏运掌练气的工夫，则凉、热的感觉就不会明显产生。因此，进行运掌练气，可以说是锻炼针刺手法的基础功夫。

　　运掌练气的主要作用，在于锻炼周身之气。其内容是：沉、浮、偏、侧、伸、屈、旋、平——运掌八法。这八法的操作方式是：出掌时肘关节以上要用力沉重，肘关节以下要用力轻浮；回掌时肘关节以下要用力沉重，肘关节以上要用力轻浮。无论出掌或是回掌，用力或沉或浮，要以升提元气、固定精神、思想凝精、纯一不乱为原则。出掌为往，用力偏重于肘关节的上部（肘关节至肩端）；归掌为来，用力则偏重于下部（肘关节至掌指）。出掌时为外伸，能伸展周身之气；归掌时为内屈，能聚合周身之气。往来屈伸的运掌，即是回旋运动（见图1）。另外，出掌、回掌，必须使上肢端平，高与肩齐，不要偏高或偏低。

一、具体动作

　　（一）正立，两手下垂（见图1），掌心内向复①于两股部外侧，呈立正姿势。摒除杂

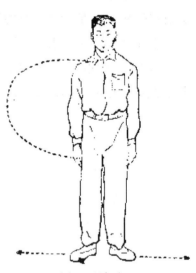

图1　预备式

---

　　①　复：应为"覆"。

念。凝静思想，轻闭口齿，舌抵上颚，呼吸调匀后，由两足心（涌泉穴）轻微向上吸气，提至丹田，徐徐呼气一口，再从丹田向上吸气提至膈下，由膈下通行于右上肢肩端。此时两足向外分开各一尺许，膝关节略屈，上身微向下蹲，不要过度用力，同时将右上肢抬起屈肘上举，高与肩齐，掌指伸平，掌心向下，拇指平胸部正中上方贴近天突穴处。左上肢则屈肘伸掌，按于腰侧髂骨部固定姿势，左掌四指向前，拇指向后（见图2）。随即将右掌向前向外横伸，这叫做出掌（见图3）。出伸时，要后沉前浮，即肘上用力要沉重，肘下用力要轻浮。出掌后即屈肘内旋，将掌回至正中上方，这叫作回掌（见图4）。回掌时要前沉后浮，即肘下用力要沉重，肘上用力要轻浮。这样一往一来，一伸一屈的运掌，约十次左右，即暂为停止，恢复原来正立姿势（见图5）。

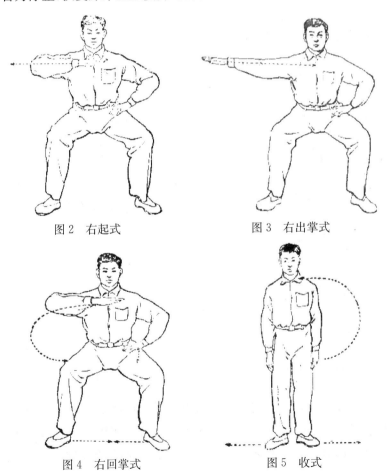

图2　右起式　　　　　　　　图3　右出掌式

图4　右回掌式　　　　　　　图5　收式

（二）右掌运动结束后，俟呼吸调匀，再运左掌。从起式至收式，一切运动规律与运右掌基本一致，只是左右形式更易而有所区别（见图6—9），这样两掌交互运动。初学的时候，以十分钟为宜。

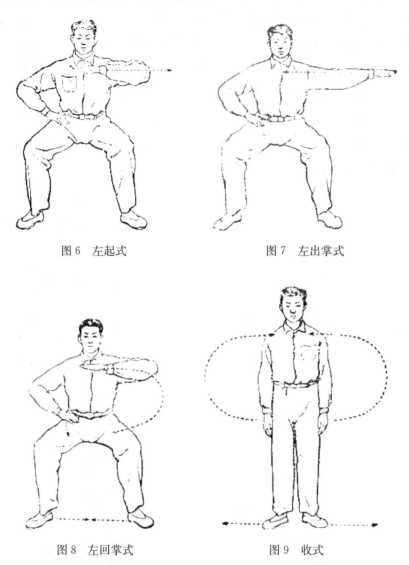

图6　左起式　　　　　　　　图7　左出掌式

图8　左回掌式　　　　　　　图9　收式

（三）左右两掌交互运动熟练后，就可以双掌同时练习。方式是：立正后，仍由两足心提气上吸至丹田，再由丹田吸气至膈下，再由膈下用气分向左右上肢两侧，达于两肩端。同时两足外移，双掌上举，屈肘内旋至胸部。两拇指贴近胸正中两侧锁骨下方,两手四指相对端平,掌心向下,高与肩齐(见图10),随即将左右两掌同时出掌、回掌,方法与单练一侧相同(见图11,12)。如此往来屈伸十余次后,即恢复正立姿势(见图13)。双掌运动十余次,如上肢与周身气力尚未感到有疲劳不支的现象时,可以适当地增加运掌伸屈次数,但以不疲劳为原则。

说明:1. 无论出掌、回掌,都是复掌式①,掌心向下。伸屈运动时,始终保

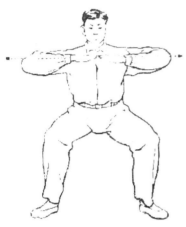

图10　双出掌起式

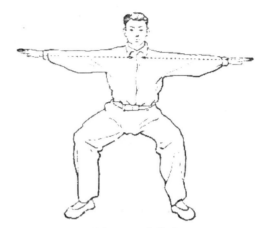

图11　双出掌式

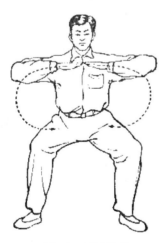

图12　双回掌式

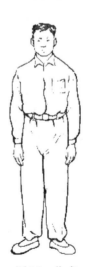

图13　收式

---

①　复掌式:据上下文,应为"俯掌式"。

持掌、肘、肩成水平线,不要偏高或偏低。

2. 伸屈运掌时,下肢要固定姿势,腰部不能弯,胸要挺起,不可前俯后仰,或随掌屈伸而左右移动。

3. 伸屈往来运掌,都是相互衔接,连贯一气,以左右上肢运动力带动周身气血运行。同时也是身体各部随着运掌的活动,而气化运行不息。

4. 初学时,先运右掌结束后,必须调匀呼吸,气力恢复后,再运左掌。如感觉有心悸、气促状态,可略事休息,缓步运动 2—3 分钟。俟呼吸恢复正常后,方能再运左掌。

5. 双掌同时练习时,运掌力量要保持左右平衡,同时也要注意两掌、肘、肩成水平线。

6. 预备式与收式同,起式与回掌式同。

二、注意事项

(一)无论一侧或两侧运掌法,结束后要散步 4—5 分钟,以流通气血,活动四肢肌肉关节。

(二)运掌时,不宜过饱或过饥,最好于每晚临睡前或早起后练习。

(三)精神过度疲劳,或疾病初愈,正气未复时,不宜勉强练习运掌。

(四)初学时,在一周内常感到上肢、肘、臂酸楚不舒,这是正常现象,要坚持继续①练习。经过一周后,即感到运掌后全身舒畅,气力活泼,较未练习运掌前,有一种不同的轻松感觉。

(五)运掌时伸屈往来的次数,不要过于拘泥。无论单练一侧或双掌同运,平均以十分钟为宜。练习日久,周身气力和掌力日渐充足时,可以延长运掌时间。每次 15—20 分钟,以不使体力掌力感到疲劳为原则。

三、运掌练气对身体健康的作用

运掌不是单纯锻炼上肢的掌力,同时更能增强周身之气化运行。运掌时,先由涌泉提气至丹田,能滋养肾气。涌泉属肾经,为根穴,先天之本在肾,肾之

---

① 坚持继续:可去掉其中一词。

元气充足,则后天胃气调和,血液流行通畅,故能开胃、护心、宁神,增强内脏生理活动机能。另外,由丹田吸气上提至膈,再运行于上肢,往来伸屈活动,可使三焦之气通达周身;伸屈、回旋的运动,最能增强上肢掌指关节的力量。我个人在多年练习运掌法中,体会到此法不但对施用针刺手术和补泻操作时,掌指力量坚强充实,患者针下循经之寒热感觉显著,能充分发挥医疗效果,同时对于身体健康,也有很大的补益。

附:练指力法

练指力的方法,现在一般针灸书内皆有详细论述。这里所介绍的练指法,是用两手同时练习捻转提插、刮针等各种手法。因为同时锻炼左右两手,可以使两侧上肢的活动力量平衡,在实际临床中,既可使用单手,也可使用双手。

(一)用一长方形的木板,长5市寸,宽2.5寸左右,厚薄皆可。另用白布将棉花包裹成棉枕形置于木板上,以白线将木板与棉枕层层横竖缠绕坚实,高度达3市寸为宜(或用棉纸多层,垫于木板上,高度亦要达到3市寸)。四角用铁钉钉牢,或用粗线绳将棉枕同木板做一井字形牢牢缠紧。

(二)练习时,用3寸或2.5寸的粗钢针两枚,用左右两手同时练习提、插、进、退、捻、转。

1. 先练习"左右捻转法",即平补平泻法。适用于进针、催气、出针。方法是:两手左右捻转,反复插进、提出,逐渐由浅而深。

2. 再练"拇前食后捻转法"即补针法。方法是:拇指向前,食指向后,动力在于食指,捻转角度要小,插针时用力要重,提针时用力要轻。练习方法同上。

3. 再练"食前拇后捻转法"即泻针法。方法是:食指向前,拇指向后,动力在于拇指,捻转时,活动力在于整个掌指,摇撼针柄,提针时重用力,插进时轻微用力。练习方法同上。

第二章 针术手法概说

学习和研究针灸,必须重视针术的各种手法,才能发挥针灸治疗疾病的作用。但是针与灸两种疗法,灸法操作容易掌握,针的各种操作方法,就不像灸法那样简易了。所以我们要精密研究,痛下功夫,务使操作熟练,灵敏机巧,随心自裁,这样的临床实践中,才能达到治愈疾病的目的。针术手法总括地说,有进针手法、出针手法、催气手法、补泻手法四种。这些手法,虽然各种针灸医籍上记载不同,每个人的经验看法也不一致,但是治好疾病、解除患者痛苦则是一致的。因此,任何一种针术手法,都可以互相研究与学习。

练习针术手法,必须刻苦钻研,坚持不断练习,这是初学针灸者应当注意的问题。如果不深入学习,缺乏恒心和毅力,就很难学好学透。同时还必须了解运用针术手法的意义,不能脱离针灸治病的原则。首先要掌握辨证施治的大法,诊察病机的所在,然后根据经络学说,认清病之在脏在腑,在表在里,属寒属热,是虚是实,结合患者病情的变化、体质的强弱,决定施用适当的补泻手法。如果单凭针术手法,忽视了辨证施治的原则,那么针灸的疗效作用将大大的减低。

第一节 进 针 手 法

进针手法,是一项必须熟练的操作技术。现在一般针灸书中所述的进针手法,分为刺手和押手。即右手进针称为刺手,左手辅助右手进针称为押手。而押手法又有指切押手法、骈指押手法、舒张押手法、平掌押手法、挟持押手法等。我个人常用的进针法,与以上各法有所不同,在未针前,左手着重在压按手法。这是根据《内经》《难经》二经的扪循、切散、弹努、爪下、推按等法而归纳演变出来的揉、拈、爪、掐四种按压法。具体地说,就是在进针时,右手尚未捻转刺入,左手先施以叩、击、搔、刮四种手法,使经穴周围产生酸胀麻痒,再以右手顺利地穿皮而进针。两手动作要协调,配合得宜,则患者对针的刺激不感分毫痛苦。这种进针手法，在临床上，患者乐于接受，多数惧针畏痛的病人，用此手法进针后，固有的"扎针必痛"的想法即可消除。由于患者感到针刺不痛，心情舒畅，所以针后效果则更显著。有人认为"针刺难免不痛"，在进针时不顾患者畏针情绪，强行入针，捻转猛烈，使患者感到剧痛难以忍受，这是应当加以纠正的。因为针刺是为了解除患者的疾苦，如果能熟练地掌握进针的手法，使病人不感到进针时的痛苦，精神上不紧张，乐于接受针刺，这样属于良性刺激，反之则为劣性刺激，从而针后之疗效，也因之有所不同了。所以我们必须重视进针手法要认真耐心的研究，如果能练习纯熟，操作灵敏，一定能达到刺针不痛的良好效果。兹将我的进针手法，具体介绍如下，以供大家参考。

下列三种手法，实际是进针的三个阶段，运用时连贯在一起。

一、压按法（揉、拈、爪、掐）

这种手法，是根据《难经·七十八难》所谓的"知为针者信其左，不知为针者信其右，当刺之时，先以左手压按所针荣①俞之处，弹而努之，爪而下之"的意义，结合《素问》所述的扪、循、切、散的手法演变而来的。手法是：在未针前，先以左手中指尖在应针的穴位上，用力重按压迫，回旋式的揉、拈、摇、撼表皮肌肉，再以爪甲用力向下爪掐，约1分钟左右，使患者感到应刺穴位的周围，有一种麻木胀重的感觉（见图14）。此法能使经络气血活泼畅通，进针后容易使

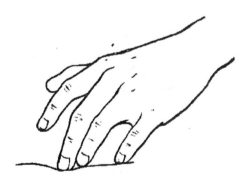

图14　进针压按法（揉、撼、爪、掐）

---

① 荣：根据人民卫生出版社《难经校释·七十八难》，此处应为"荥"。

气至迅速。施用此法,在四肢腰背部的经穴,用重按压迫法;在头面胸腹部位,可减弱压迫的力量。

二、穿皮法(叩、击、搔、刮)

未针前用压按法后,立即施用穿皮手法。先以右手持针,用拇、食二指摄住针柄,使针尖挨住穴位,轻微用力,向下压按,但注意不要捻转针柄,要稳定针体不动,此时即用左手中、食、拇三指施用叩、击、搔、刮手术[①]。方法(见图15)是:在穴位周围用中指重力叩击,食指与拇指进行搔、刮的方法,要三指同时动作,灵活机巧,同时趁机询问患者针刺痛否? 由于此时右手尚未捻针刺入,换着当然回答不痛,这时患者畏针惧痛的紧张情绪已趋和缓,医者左手叩、击、搔、刮动作仍然不停,以右手迅速灵敏地轻微捻转针柄(左右捻动的方式,角度要小,刺激力要轻而速),将针尖穿透表皮,患者是不会有丝毫痛感的。

穿皮时,左右两手的动作要配合协调一致,平素必须经常熟练[②],方有得心应手之妙。如右手捻转针柄使针尖穿入表皮时,而左手叩、击、搔、刮的动作配合不适当,患者对针刺就会有痛感。务使左手叩、刮的麻痒感觉,超过右手捻针穿皮的活动力量,这样方能使患者只感到穴位周围有麻木与痒感,就不会有针刺穿皮的痛感了。

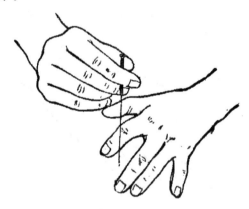

图 15　进针穿皮法(叩、击、搔、刮)

---

① 手术:即"手法"。
② 熟练:应为"练习"。

三、刺入法(捻转速进)

针尖穿皮以后,两手动作仍然不停,右手迅速捻转针柄,将针向下刺入,使针体通过真皮到达组织肌肉部分,进针的手法就算顺利完成了,接着施用捻转速进的刺入法是很容易进行的。因为针体已通过真皮;针下只有胀重感,痛的感觉完全消失,就能够顺利地刺入。

第二节 出 针 手 法

出针手法,也必须注意不使患者有痛感,更要根据补泻的原理,用不同的方法而出针。如果出针的时候,不先捻转活动针柄,测验针下是否已达到补泻目的,有无滞针,即迅速猛烈地向外提出,往往使患者发生剧痛,或针孔出血;如果遇到滞针时,这样出针,更使针下肌肉组织紧张,增加出针困难。

一、补法出针术

如果施用补法,在出针的时候,先用右手轻微捻动针柄,逐渐徐徐①将针体上提,针尖将要至表皮时,即用左手食、中二指夹住针体,轻微用力向下压按,同时右手徐徐捻转针柄而将针退出。出针后,立即疾速揉按穴孔,患者没有任何感觉,毫无痛苦(见图16)。

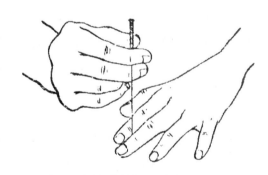

图 16 出针(捻转提出,右提左夹)

二、泻法出针术

如果施用泻法,在出针的时候,先用右手迅速灵活的捻动针柄,感到针下空松,已无沉紧现象时,即将针体迅速向上引提,针尖将至表皮时,仍用左手

---

① 逐渐徐徐:"逐渐""徐徐"重复,其中一词即可。

食、中二指夹住针体,重力向下压按,同时右手迅速捻转针柄,将针体上提而退出。出针后徐徐揉按穴孔或不揉按穴孔,患者也没有任何痛感。

说明:上列两种手法,前者系根据《内经》"徐而疾则实"的原则而来,后者系根据《内经》"疾而徐则虚"的原则而来的。

1.《内经》的"徐而疾则实、疾而徐则虚"的意义,原有两种解说①。《灵枢·小针解》说:"徐而疾则实者,言徐内而疾出也;疾而徐则虚者,言疾内而徐出也"。《素问·针解》篇说:"徐而疾则实者,徐出针而疾按之;疾而徐则虚者,疾出针而徐按之。"这两种说法,我认为是各有所指,并不矛盾。简言之,前者是指进针与出针时的区分,也就是疾徐补泻法。后者则不是指进针,而是指出针后揉按穴孔的方法。由于出针徐而疾按穴孔,则真气不得外泄,虚则得补,所以叫"徐而疾则实";如果出针疾而徐按穴孔或不按穴孔,则邪气得泻,精气不伤,实可得泻,所以叫"疾而徐则虚"。这是补与泻两种不同的出针手法,也可以称为"开合补泄法②"。

2. 补泻完毕出针时,右手捻转针柄,而用左手夹住针体,这是我多年的经验手法。如补法是徐出针,右手轻微捻转,左手夹针体向下压按时轻微用力,使针徐徐而出。泻法是右手迅速捻转,左手夹针体向下压按时则用力较重。因泻法出针要速,针尖达表皮时,佐以左手中、食二指夹针猛力压按针穴周围的肌肉,则针体容易迅速的提出。但注意两指夹针体时,不要过紧,主要是在于向下压按,使针穴肌肉下凹,则针体易于上提。

三、滞针出针术③

现在一般针灸书对出针时遇到的一些困难现象如弯针、折针、滞针等,皆有处理的方法。我仅就滞针问题,介绍个人点滴经验。

凡是遇到滞针的情况,不论任何原因所引起,皆能使针的周围肌肉发生紧张,针体牢固不能转动。这时医者的态度要镇静,先用两手拇指爪甲,挨着针体,猛烈用力压按针的周围皮肤,爪掐要用力,同时佐以揉掐的方法,用两手中

---

① 两种解说:《灵枢·小针解》与《素问·针解》所载,一为进出针的疾徐,一为留针久暂与按闭针孔的速度。

② 开合补泄法:即开阖补泻法。

③ 滞针出针术:作者独到的针刺手法。

指肚进行回旋活动,间用两拇指向针的四外搓推,约 2—3 分钟后,试捻针柄,即稍感活动,另外以拇指第一节压按针柄端,用食指爪甲由针柄下方向上频刮,以活动针体,同时再捻转针柄,可使针体活动,即可迅速捻转将针提出。出针后在穴位上按摩片刻,以活动局部气血。如滞针时间过长,除用上述手法外,另在针之四周 5 分左右处,连刺四针,交互捻转用雀啄术,重捣摇撼针体,4—5 分钟后,则滞针的四周肌肉即可松弛,这时就可以将滞针向外提出。

总之,我们只要掌握针术手法,操作熟练,患者的精神不紧张,同时注意保管、检查针体,一般很少发生滞针的情况。

结语

(一)以上介绍的进针、出针手法,以及各种操作,都是非常迅速的。特别是进针、穿皮的叩、击、搔、刮手法,动作要灵敏机巧。因此,平素要注意运掌练气,再佐以练习指力,务使上肢掌、指力量充实,捻转技术灵活,临床上才能运用自如。

(二)这种进针法,较用管针刺入法简便易行,能节省进针用管的时间。同时对于神经过敏的患者和慢性衰弱疾患的患者,更为适宜。

(三)以上介绍的进针、出针手法,是专指现在常用的毫针而言。关于刺针的方向如直刺、横刺、斜刺等,一般针灸书均有记述,兹不重述。

第三章　补泻手法

我们知道,针灸治病的主要特点是在同一经穴上根据不同的病情,运用不同的操作技术,起到不同的作用。因此,补与泻的手法,是非常重要的。因为疾病有虚和实,治疗就必须有补和泻。古人对此极为重视,从《内经》《难经》的记载来看,内容丰富,立论精详。如《内经》说:"百病之生,皆有虚实,而补泻行焉。"这说明针灸治病,要审查病机的所在,根据脏腑经络之所属,辨别阴阳、表里、寒热、虚实,而运用适当的补泻手法,以疏通经络、宣导气血、调整虚实。《灵枢·经脉》篇更明确地指出:"盛则泻之,虚则补之,热则疾之，寒则留之，陷下则灸之，不盛不虚，以经取之"的治病准则。《内经》又说："刺虚者须其实，刺实者须其虚。补泻之时，以针为之。"这又说明用针灸治病，必须掌握补泻的原则，方能达到补虚泻实、扶正祛邪的作用。《难经》说："补者不可以为泻，泻者不可以为补。"这是告诉我们认清病之虚实，适当地运用补泻手法，不要虚实不分，补泻乱施，违背了补虚泻实的原则，而引起不良后果。也就是说，治病如不分阴阳脏腑、表里虚实，则补泻逆施，实其实而虚其虚，形成了损其不足（虚者泻之）而益其有余（实者补之）的补泻相反的现象，这是我们应该十分注意的问题。

补泻手法，根据《内经》记载，有呼吸补泻法、迎随补泻法、开阖补泻法、疾徐补泻法等。《难经》根据《内经》补泻原则，又进一步阐明了"当补之时，从卫取气，当泻之时，从营置气""虚者补其母，实者泻其子""迎而夺之者，泻其子也；随而济之者，泻其母也"①"推而内之是谓补，动而伸之是谓泻"等等补泻方法。唐宋以后，历代医家在《内经》《难经》的补泻法的基础上，又创立了捻转、提插、九六等补泻手法。明代杨继洲又有十八种手法，如：龙虎交战、子午捣臼、烧山火、透天凉等。现代针灸界一般常用的又有雀啄、屋漏、振颤、乱针、单刺、旋捻、间歇术②

----

① "虚者补其母，实者泻其子""迎而夺之者，泻其子也；随而济之者，泻其母也"：两句应为取穴方法，而非针刺补泻方法。

② 雀啄、屋漏、振颤、乱针、单刺、旋捻、间歇术：承淡安先生有"八节针法"，先生自谓曰"八节针法，参照日本新针法编写"，如日本·杉山和一所著的《百法针术》。《中国针灸学讲义》云：单刺术：单刺术者，针之目的，刺达筋层间，立即以针拔去之法，属于极轻微之刺激。此法适用于小儿及妇女之受针经验者，或身体衰弱极度之症候。旋捻术：旋捻术者，针在身体刺入中，或刺入后，或拔针之际，右手之拇指食指，以针左右旋捻之，一种稍强刺激之手技。适用于制止，以兴奋为目的之针法。雀啄术：雀啄术者，针尖到达其一定目的后，针体恰如雀之啄食，频频急速上下运动之，专用于以刺激为目的之一种手技。然而其缓急强弱，不仅为制止作用，亦能应用于以刺激为目的之一种针法。屋漏术：屋漏术者，与雀啄术之应用，少有些微不同，即针体之三分之一，刺入后行雀啄术。再行三分之一，仍行雀啄术。更以所剩之三分之一进之，仍行雀啄术。在退针之际，亦如刺入时，每回行雀啄术而出针，此为专用于一种强刺激为目的之手技，适用于抑止诱导二种目的。置针术：置针术者，为以一针乃至数针，刺入身体各穴，静留不动，放置五分钟，乃至十分钟。然后拔针之一种手技，适用于抑止或镇静为目的之针法。间歇术：间歇术者，为针刺入一定度数之后，于此中间，任意引拔放置，更数回反复，行同一之手术，应用于血管扩张，或筋肉弛缓时，为兴奋目的之针法。振颤术：振颤术者，针刺之后，行一种轻微上下振颤手技，或于针柄上以爪搔数回，或以食指伏于针柄之上端，频频轻打之，摇撼之，专用于血管筋肉神经之弛缓不振者，即所谓之兴奋法补法是也。乱针术：乱针术者，针刺入一定之深度，立即拔至皮部，再行刺入，或快或迟，或向前向后，向左向右而运用之。此乱针法，专用于强刺激，适用于诱导、解散充血瘀血之针法。

等。总之古今种种不同的补泻方法,都是根据临床实践,研究积累出来的。我们应当从各个方面去深加探讨,不能因其名目繁多而畏避困难。经过分析研究,通过临床实践,深入钻研,自会取得实际经验。

如上所述,补泻手法在针灸治疗中,非常重要,而且手法的种类也甚多。兹据个人一些点滴①的临床经验,作如下几点记述。

第一节　针下候气

进针后欲施行补泻,必须候针下是否得气,不得气而行补泻,是不可能收到治疗效果的。所以留针必须候气,更要慎守勿失,也必须专心一致,精神贯注,时刻观察测验针下之感觉情况,辨别针下是否已经得气,才能进行补泻。但据我经验所得,在候气时期,不能单靠留针待气,务使手不离针,频使捻刮催气手法。因为患者的体质有强弱的不同,神经感觉过敏或迟缓,也不一致,感觉过敏者,略施捻刮催气法,遂即气至②;感觉迟钝者,则气至较缓,必须频用捻刮手法,使其针下得气,方行补泻。下面介绍两种催气手法:

一、捻针催气法

捻针催气手法,比较容易操作。捻针就是捻转针柄旋出旋入。手法是以右手拇、食二指捏住针柄,另用中指第一节指背在拇、食指之后,顶住针体,施用左右捻转以活动针体,旋入旋出的进退提插(见图17)。约计施术5分钟左右,即可使针下得气。如果患者感觉特别迟钝时,可另用雀啄术③手法:加重捻转力量,将针频频向下捣按,再向上引提,反复施行。但注意施用此项手法,务使掌指力量充实,运转迅速灵活。临床上除用捻针催气法外,有时也可间用刮针催气法,交互使用,以达到针下气至。

---

① 一些点滴:可删除"一些"或"点滴"。

② 气至:《灵枢·终始》中提出:"所谓气至而有效者,泻则益虚,虚者,脉大如其故而不坚也;坚如其故者,适虽言故,病未去也。补则益实,实者,脉大如其故而益坚也;夫如其故而不坚者,适虽言快,病未去也。故补则实,泻则虚,痛虽不随针,病必衰去。"

③ 雀啄术:又称雀啄法,源于"捣法"。

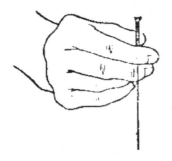

图 17　捻针催气法（左右捻转）

二、刮针催气法

刮针催气法，是用左手拇指端压按针柄头上，略为向下用力，两手食指弯曲，指背相对，夹住针体；另用右手拇指爪甲在针柄上频频上下刮之（见图18）。如患者感到针下酸楚胀重，则为针下气至之明证。这种刮针技术必须熟练，指力、关节力量要灵活，尤须注意指甲不要过短或过长，以免影响刮针动作。

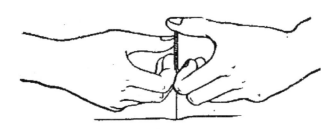

图 18　刮针催气法（上下频刮）

以上捻刮催气法，要根据患者感觉情况，灵活运用，单用一种或两种交互施用均可。

第二节　气 至 补 泻

针下气至，这是施用补泻手法的一个时机。针下候气的意义，已如上所述，气至后，必须用补泻手法，须达到虚者得补，实者得泻后，才能出针。但必须说明，气至绝不能代表补泻。如针足三里治疗胃痛，属实证的用泻法：进针后用捻转或刮针手法,针下之感传力已达足跗上或通至中、次趾端,这证明是针下已有气至的现象。这时即用泻法加重酸、麻、胀、重感,使循经络路线下行至足趾,并不断施用此法,最后患者感到膝下至足的胀重消失了,而另有酸木的感觉,且针下已由沉紧而转松弛,患者的症状即可消失。证明气至后用泻法已达到《内经》所说的"刺实者须其虚"的要求,这时方可停止泻法而出针。如针时,针下有酸麻胀重感,而不继用泻的手法,认为气已至了即出针,则针的疗效作用,就不能显著。总之针下候气为第一要点,气至而施用补泻为第二要点,补泻中机而出针为第三要点(补泻中机详后)。这三个要点为针刺治疗中最主要的问题。下面介绍我常用的补泻手法:

一、呼吸补泻法

呼吸补泻法,源出于《内经》,《素问·离合真邪论》说:"吸则内针,勿令气忤,静以久留,勿令邪布,吸则转针,以气至为故,候呼引针,呼尽乃去,大气皆出,故名曰泻……必先扪而循之,切而散之,推而按之,弹而努之,爪而下之,通而取之,外引其门,内闭其神,呼尽内针,静以久留,以气至为故,如待所贵,不知日暮,其气已至,适而自护,候吸引针,气不得出,各在其处,推阖其门,令神气存,大气留止,故名曰补。"对此,个人体会如下:

(一)呼吸补泻,必须候气,留针时,医者要精神贯注,手不离针,按患者的呼吸动态,捻针以待气至,气至用补泻手法后再出针。

(二)无论是补或泻,在未针前皆先用扪循、切散、推按、弹努、爪下等手法后,按吸气与呼气而进针。

(三)补法是呼气进针,呼气转针,吸气出针,出针后疾揉按穴孔,手法是徐徐轻微捻针。泻法则吸气进针,吸气转针,呼尽出针,出针后不揉按穴孔。手法要迅速,加重刺激,摇撼针体。具体操作如下:

1. 补针法:未针之前,先在应针的穴位上施用左手压按手法,乘患者吸气时而进针。进针后,手不离针,静以待气,目视患者呼吸状态,如气不至,则俟患者呼气时,徐徐捻针以催气,吸气时则手握针不动。气至后,仍按患者每次呼气时而用补法——轻微捻针,大指向前,食指向后。吸气时手仍握针不动,候补以中机时,则乘患者吸气时而出针。出针后即速揉按穴孔。

2. 泻针法：未针之前，同样用压按手法，进针时则与补法恰恰相反，是乘患者吸气时而进针。进针后，与补法用同样手不离针而待气至。气不至，则乘患者吸气时，迅速捻针以催气，呼气时则手握针不动。气至后，仍乘患者吸气时而用泻法——加重刺激，迅速捻针，食指向前，大指向后。呼气时，手仍握针不动，候泻已中机时，俟患者呼气尽时乃出针，出针后不揉按穴孔。

说明：1. 呼吸补泻进针时，皆以左手施以叩击、搔刮手术，右手进针。因患者呼吸时针体随之而摇动，故进针后手不离针，以固定针体，易于捻转施术。

2. 补法出针后，要揉按穴孔，不令精气外泄。泻法出针后，不揉按穴孔，使其邪气出尽。

3. 呼吸补泻法，适用于胸腹部位诸穴（因患者呼吸状态容易辨认）。呼气时则胸腹下凹，补则进针，泻则出针；吸气时则胸腹上凸，补则出针，泻则进针。故胸腹诸穴施用呼吸补泻，容易掌握。如头面、四肢、项、背各穴，则不易辨别呼吸状态，施用补泻则较困难，可另用其他补泻法。

二、捻转补泻法

捻转补泻法，是根据《难经》补泻大法"当补之时，从卫取气；当泻之时，从营置气"和"推而内之谓之补，动而伸之谓之泻"的意义而演变施用的。这一补泻法的基本动作，是以捻转针柄，掌握提、按、进、退四字手法，结合轻重刺激与紧慢不同的操作方式来区分补法和泻法。从捻转来区分补泻，个人认为：左转为补，右转为泻（进针催气与出针，则用左右捻转平衡的平补平泻手法），可不泥于一般按手足阴阳、左右捻转的不同而决定补泻。因为《难经》补泻手法的精义，即是"推内、动伸"的手法。补则将针推而内之，"推"就是下按，"内"就是进入。泻则将针动而伸之，"动"与"伸"即是活动摇撼针体向上提退。所谓"左转为补"，是由于食指向后捻转为主动力，故谓之补法；所谓"右转为泻"，是由于拇指向后捻转为主动力，故谓之泻法（图19、20）。同时结合紧慢活动动作（紧则提按力重，慢则提按力轻），施用提、按、进、退手法，这样称之为捻转补泻法。

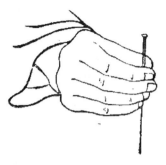
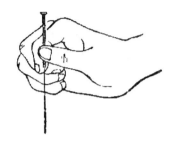

图 19　捻针补法（大指向前，食指向后）　　　图 20　捻针泻法（食指向前，拇指向后）

无论补法与泻法，在未针前概用左手先施以弹、努、爪、切手术，指下得气后进针，针下得气后再行补泻，这是操作的原则。补法则将针轻微捻转，大指向前，食指向后，手法要紧按慢提，入多出少；使针力由表达里，从外以及内。泻法则捻转强烈迅速，摇撼活动针柄，拇指向后，食指向前，手法要紧提慢按，出多入少，使针力由里而达于表，从内以及外。补则徐出针，疾按针孔；泻则疾出针，不按针孔。另外，施用捻转补泻法，如与刮针补泻法交互施用，则效果更为显著。

说明：1. 从卫取气以及营，从营置气以达卫的意义：卫气在表，营气在里；卫者卫于外，营者营于内。卫指皮肉浅部，营指皮肉深部，故补时要从卫部取气，即进针时由浅入深，徐徐推而内之为补，使卫气下达于营部，故谓之"由表而达于里，从外以及内"。泻则从营置气，即进针时直达深部，捻转摇撼针柄，将针迅速上提至浅部，使营气上达于卫部，故谓之"由里而达表，从内以及外"。

2. "紧按慢提"是指：补法针向内按时，要轻微用力，向上提针时要缓慢。"入多出少"是向内向下按针的次数多，向外向上提针的次数少，即所谓三进一退的意义。"紧提慢按"是指泻法针先入深部，向外引提示要迅速用力，向内按针时则缓慢些。"入多出少"即向外向上提针的次数多，向内向下按针的次数少，即所谓三退一进的意义。

三、刮针补泻法

刮针补泻法，是在上述捻转补泻法的基础上而演变的一种补泻手法。操作方法与刮针催气法基本动作大致相同，但在刮针补泻时，有向上向下的区别。

补法是：先用左手拇指压按针柄上端轻微向下用力，再屈两手食指以食指背夹住针体，另用右手拇指爪甲在针柄上频频刮之。刮时爪甲由上向下，用力要轻微灵活（见图 21）。

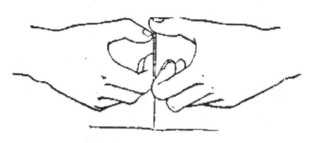

图 21　刮针补法（向下频刮）

泻法是：用右手拇指压按针柄上端，用力要重，并要固定针体，以右手食指爪甲在针柄上施行刮针手技，刮时爪甲由下向上，用力要强烈迅速，与补法适成反比例①（见图 22 甲）。还有一种刮针泻法，是用右手食指端压按固定针体，另一右手拇指爪甲在针柄上频频由下而上的刮动（见图 22 乙）。

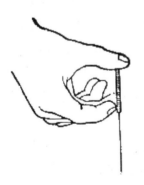
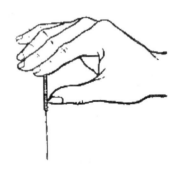

甲、拇按食刮，由下而上　　　　　　乙、食按拇刮，由下而上

图 22　刮针泻法

以上几种刮针手法，可以交互施用。根据临床经验，刮针补泻法，在施术时，其循经感传力量，非常明显，患者无丝毫痛苦，且有舒适感觉，其功效不亚

---

①　适成反比例：即"相反"。

于捻转手法。务要平素注意熟练刮针技术,结合运掌练气,充实掌指气力,不断地在临床上施用,则刮针动作的力量,自能逐渐灵活自如。

四、双手捻刮补泻法

我过去施用补泻手法以及进针、出针,都是用右手施用各种操作的,左手只在未进针前施用弹、努、爪、切等操作。但感到只用右手施术,有他[①]一定的缺点。如取穴较多时,右手操作过久,常感到右上肢气力减弱,影响治病效果。后来通过学习和临床实验[②],发觉双手施术较单以右手施术,在某种情况下效果极好。如针两内关与公孙治疗胸腹疾患,针两足三里治疗肠胃病,针两血海、三阴交治疗妇女经血诸病等,皆可用两手同时进针,同施补泻手法。此法能从两侧穴内同时循经发生感传作用,效果非常显著。此外如同一经络的穴位,取穴姿势亦相同者,也可以用两手进针刺激左右相同的经穴或相异的经穴。如针两委中治疗腰痛,针两风池、头维治疗头痛眩晕,针两合谷治疗面部及口腔疾患,或针环跳与阳陵、肩髃与曲池治疗痛痹等,皆可用两手进针而施术。特别是胸腹部经穴,两手同时施用手法,更感适宜。其他部位,能用两手同时施术者尚多,不能一一列举。

两手同时施术时,进针前,左右皆用进针手法的压按法(揉、拈、爪、揾),进针时,两手同时捻转针柄,左右运动力量要平衡(见图23)。如技术不很熟练时,进针时,两手拇、食二指捻动针柄,穿皮时可另用左右两中指施用叩、击、

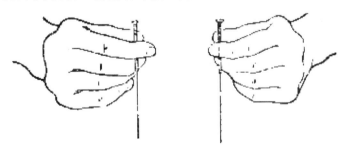

图 23　双手捻针法

---

① 他:应删。
② 实验:应为"试验"。

搔、刮术,能使患者不有痛感。

双手捻针补泻法,与以上单用右手补泻法同。补则两手拇指同时向前,食指同样向后轻微捻转;泻则两手食指向前,两手拇指同时向后迅速捻转活动,不要因左右两侧之不同而改变捻转方式。

双手刮针补泻法,则用两手拇指压按针柄上端,用两食指爪甲频频刮之(见图24)。补法则由上向下刮,泻法则由下向上刮。或用食指按住针柄,拇指施刮针手术,左右操作皆同。

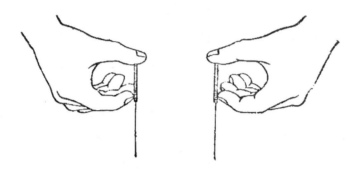

图 24 双手刮针法

第三节 测验补泻中机

运用补泻手法治疗疾病,目的是为了虚者得补,实者得泻,以达到补泻中机。究竟补泻是否已达到适当的时机,这一点极为重要。医者在施行补泻手法时,要注意辨别针下之气与寒热的感觉,才能掌握虚已得补、实已得泻的时机。什么叫针下之气? 就是通过补泻后,病邪之气已去,针下谷气已至。如何辨别邪气与谷气,在《内经》上说的明白:"邪气来也紧而疾,谷气来也徐而和。"这是说邪气未尽时则针下滞涩,如有物缠绕,不利于针之捻转提按,此时不能出针。如邪去正复,谷气已至,则感到针下空适,捻转提按通畅,就是补泻已中机的象征。《内经》说:"一刺则阳邪出,再刺则阴邪出,三刺则谷气至,谷气至而止。所谓谷气者,已补而实,已泻而虚,故知谷气至也。"这说明用针治病施用补泻手法,到了谷气至的时候,就要停止补泻,因为虚者已补而实,实者已泻而虚,已经达到了治疗的目的。但是还必须与针下寒热之感觉相结合起来,作为辨别补泻中机的依据。《内经》说:"刺实须其虚者,留针阴气隆至,针下寒,乃去针也。刺虚须其实者,阳气隆至,针下热,乃去针也。"说明针治实证要使其虚,就是要用泻法,留针期间施用手法到了针下有寒凉的感觉,就要出针。针治虚证要使其实,就须用补法,到了针下发热的时候,就要出针。"阴气隆至"是指阳盛的实证,阳盛则阴虚,故泻偏盛的阳气,则阴气自能恢复。"阳气隆至"是指阴盛的虚证,阴盛则阳虚,故补其不足的阳气,则阳气自可恢复。因阴阳偏盛,故有虚、实、寒、热的疾病,针以补虚泻实,就是调节阴阳,使其平衡,达到治愈疾病的目的。须要说明的是:实病时邪气有余,虚病时正气不足。补就是要使正气实,泻就是要使邪气虚。所以《内经》又说:"气实乃热,气虚乃寒。"前者是指虚证已补而实,故针下热;后者是指实证已泻而虚,故针下寒。至于针下寒热,必须从患者的感觉来证明。如虚病①用补法后,患者已感觉穴内温热充实,表明机体已由衰弱而达于兴奋,各部组织活动,已渐恢复常态。这时患者正气得复,病邪已除,而医者在捻针时亦感针下充实(谷气已至),此即补已中机,应当出针,不必再行补法了。如实证用泻法后,患者感觉穴内寒凉空松,表明机体已由兴奋而达于抑止②状态,各部组织的亢进程度,已趋和缓,这时病邪已去,正气渐复,而医者亦感觉针下空松灵活(邪气已去),此即泻已中机,应当停止泻法而出针。如患者针下寒热感觉不甚明显,可继续使用补泻手法(如呼吸、捻转、刮针)。否则出针过早或太迟,则发生太过与不及的不良后果。

说明:1.《内经》所说的阴气隆至针下寒,阳气隆至针下热,是按人体阴阳气化关系而说。从病理来讲:实者为阳、属热,虚者为阴、属寒。实者用针泻其阳分之邪热,热退阳衰,则阴气复,故针下寒;虚者用针补其阳分不足之正气,正气复则阴寒退,故针下热。《内经》所谓:"阳胜则热,阴胜则寒。"就是阴阳偏盛的病理变化,故用针补泻,能够调节阴阳,使其平衡。

2.补泻大要,就是泻其有余,而补其不足。病之属阴属阳,为寒为热,要善于辨证施治,治疗适当,补泻得宜,则实者能使其虚,虚者能使其实。虚者已

---

① 虚病:虚证。

② 抑止:即"抑制"。

成实,则针下热;实者已成虚,则针下寒。

3. 从临床实践观察,病之属实热性者,用泻法至适当的时机,则针下空松而有寒凉的感觉。如泻合谷穴治阳明经热盛的牙痛,针力由穴下透达齿龈后,频频施用手法,则逐渐痛止,最后针下空松,有清凉感。如用透天凉手法,不但针下发凉,并且能循经至口腔内皆有寒凉的感觉。如针寒性的痛痹,取阳陵、足三里等穴,施用补法,至适当时机,患者即感觉寒痛减轻而针下舒适,并有热性感觉。如用烧山火手法,其针下之热力能循经传导。

4. 针下寒热,与取穴亦有关系。必须根据经络学说,尽量采用五输穴(井、荥、输、原、经、合)、募穴、络穴、会穴、郄穴等重要穴位,一般施用补泻后,皆有针下寒热感。其他经穴,则比较不甚明显。

结语

补泻,虽属两种不同手法,但不是对立的,可以同时并施。主要是根据病的阴阳、虚实情况来运用。如《难经》说:"虚者补其母,实者泻其子,当先补之,然后泻之……"又说:"其阳气不足,阴气有余,当先补其阳,而后泻其阴。阴气不足,阳气有余,当先补其阴,而后泻其阳,营卫通行,此其要也。"以上所述,即是补泻兼施的方法。因此,我们在临床施用补泻时,既要根据病情的虚实,又要结合患者病情的久暂,而适当地运用补泻方法。不但可以先补虚而后泻实,如遇实症或体质衰弱者,也可以先泻实后补其正气。总的来说,补泻是扶正祛邪、调整虚实的方法。

第四章　烧山火、透天凉

烧山火、透天凉,在临床上运用较多,所以作为专章论述。这两种手法,在《针灸大成》中有所论述,其他针灸书中也有记载。综合起来,可归纳为:提、插、进、退、紧、慢、深、浅八个字。譬如:"急提慢按如冰冷,慢提疾按火烧身",即是紧提慢按为泻,慢提紧按为补。泻则为透天凉,补则为烧山火。又有:"烧山火能除寒,三进一退热涌涌;透天凉能除热,三退一进冷冰冰",这是以进退次数之多少,而分补泻。至于深浅的分别,是用针时,先浅后深,行九阳数为烧山火;反之,先深后浅,行六阴数为透天凉。此外又按病人口鼻呼吸作为补泻的根据。如:"当补之时,候气至病所,令病人鼻中吸气,口中呼气,内自觉热矣;当泻之时,令病人鼻中吸气,口中呼气,内自觉清凉矣。"以上所述,为古人施用烧山火与透天凉的主要补泻手法。其他还有:"男子午前提针为热,插针为寒;午后提针为寒,插针为热,女人反之。"但个人体会,无论午前午后或男或女,皆是插针为热,提针为寒。与上述论述,有所不同。

　　研究烧山火与透天凉补泻的方法,首要明白它的意义。一般认为不外因病的寒热症状,施以补泻的手法,改变其病理状态,使其寒者转为热,热者转为寒。寒证为阴盛而阳虚;热者为阳盛而阴虚。这种由于阴阳偏盛的病理变化,用烧山火是补其生理上的阳气,阳气复则阴邪退,阴邪退则寒除而针下热。所以《内经》说:"刺虚须其实者,阳气隆至,针下热乃去针也。"用透天凉就是泻其过剩的阳邪,阳邪退则阴气复,阴气复则热除而针下寒,即《内经》所说的:"刺实须其虚者,留针阴气隆至,针下寒,乃去针也。"人身禀赋阴阳,得以维持机体的正常生理活动,古人掌握了阴阳气化的规律,创造了针的补泻方法,以调整虚实,而平衡阴阳,借以改变人身寒热的病理状态。所以说"阳气隆至,则针下热,即虚寒得补也。阴气隆至则针下寒,即实热得泻也。"后世针灸医家,根据古人针下寒热的意义,创立了烧山火与透天凉两种手法,规定了三进一退以除寒、三退一进以除热的紧按慢提、紧提慢按、先浅后深、先深后浅的补泻方法。

一、烧山火、透天凉操作方法

　　根据上述烧山火与透天凉的意义,结合临床的应用,我在多年治疗实践中得出的经验是:单凭三进一退,紧按慢提,三退一进,紧提慢按等手法,根据病人口鼻呼气与吸气,往往不能达到针下有明显的寒热感觉。在不断钻研和探索的过程中,经过临床实践运用,我认为如果根据自己的呼吸运气配合进、退、提、按等各种手法,来施用烧山火与透天凉,要比根据患者的呼吸效果为高。因为医者自己呼吸运气,能与提、按、进、退的手法配合一致,故能使针下的寒热感觉，可以明显出现。兹将个人经验操作方法，具体的介绍如下：

（一）烧山火操作方法

进针气至后，施用烧山火时，先将针上提至浅部，用紧按慢提、三进一退的手法（不要限于三一之数，以进多出少为原则，透天凉则以出多进少为原则），配合医者的呼吸运气而施术。向下插针时，则用紧按法，同时医者自己用口鼻呼吸（呼吸运气要闭口齿），从丹田呼气上至胸膈，由胸膈达于右上肢捻针的指端（呼气要长而有力）；向上退针时用慢提法，这时医者要轻微吸气（吸气要短而缓）。这样随着呼吸运气，而进行提插、进退手法，约计 5 分钟左右，患者即感觉针下有热感并在循经的感传路线上皆出现温热的感觉。如患者感觉迟钝时，可继续施用手法，以出现明显的温热感为目的。

（二）透天凉操作方法

进针气至后，施用透天凉时，则先将针插至深部，用紧提慢按、三退一进的手法，配合医者呼吸运气而施术。向上提针时，用力捻转针柄，同时自己从丹田向上吸气，通达膈下（吸气要长而有力），再由膈下至胸部而达于右上肢捻针的指端。向下插针时，则用口鼻徐徐向外呼气（呼气要短而缓），这样以呼吸配合提插、进退的手法，经过 5 分钟左右，患者即感觉针下有凉感并在循行感传的经络路线上皆出现寒凉的感觉。如患者感觉不明显，再继续使用手法，以达到出现寒凉感为目的。

说明：1. 烧山火紧按插针时，捻转手法是拇指向前，食指向后；慢提退针时，则食指向前，拇指向后。透天凉时紧提退针时，食指向前，拇指向后；慢按进针时，时拇指向前，食指向后，与烧山火成反比例[①]。

2. 浅部与深部的度数，系按针的长短而灵活规定。假定用 2 寸长毫针，进针入穴 5 分为浅部；再进入 1 寸（共计 1.5 寸）则为深部。其余 5 分，不能全部插入，以免影响捻针施术。烧山火手法：先将针上提至浅部，即针在穴内约 5 分深，紧按向下插针时，则将针再进入 1 寸左右，向上慢提时，则又将针向上退出 1 寸。透天凉手法：先将针下插至深部，须按进针后气至的深度规定。如针在穴内已达 1.5 寸，就不要再向下插入。向上紧提时，将针退出 1 寸左右；向

---

① 成反比例：即"相反"。

下慢按时,则又将针进入 1 寸许。如按"三才法"进针,进入 5 分为天部,进入 1 寸为人部,进入 1.5 寸为地部。

3. 紧按慢提,是以呼气进针为主,吸气退针为辅;紧提慢按,是以吸气退针为主,呼气进针为辅。进退的动作,要随着呼吸长短的力量,不限于三与一之数及九阳和六阴之数。

4. 呼吸运气是使针下出现寒热的主要因素,故不论烧山火与透天凉,皆要集中精神,专心一致的运用呼吸之气。呼与吸皆以思想意识从丹田为起点,到达指端为终点。施术时的呼吸运气,与正常呼吸相异。故烧山火呼气长而吸气短,透天凉则吸气长而呼气短。

5. 个人经验:凡深吸气时,则胸腹觉有凉感;深呼气时,则胸腹觉有热感。医者自己呼吸运气,能使寒热之气由丹田达于指端,通过拇、食二指捻转的力量,结合"提针为寒,插针为热"的手法,故能将医者呼吸、寒热之气通过针的活动力量传导于患者的经穴内部,再循行于经络①。

二、呼吸运气的经验

我在研究烧山火与透天凉手法的过程中,曾经多次的试验比较,得出呼吸运气结合提插、进退手法,能易于出现寒热的经验。初期试验时,针自己的两足三里穴,用正常呼吸配合提插手法,针下微有寒热。改用深度呼吸,则针下的寒热力能循经扩散传导。另外,掌指力量充足时,则寒热出现的迅速,否则出现的缓慢。所以必须重视运掌练气的学习。从个人亲身体会,不断的又证之于临床实践,深刻的感到呼吸运气配合提插、进退手法,为使烧山火、透天凉的很好方法。较之令病人自己呼吸或单用进退、提插手法,其功效有过之而无不及。故证实深呼时插针能使其热,深吸时提针能使其寒,并能使针下寒热,通达经络循行,达到应到的区域。

---

① 道家练气术中"周天搬运"理论认为,吸气时,足三阴经真气随吸气而上行胸腹与手三阴经衔接,手三阳经真气随吸气上行头面与足三阳经衔接;呼气时,手三阴经真气随呼气而由胸走手与手三阳经衔接,足三阳经真气随呼气而由头走足与足三阴经衔接。此即所谓"大周天"。同时,真气还在任督二脉中随呼吸而运行,即吸气时真气由督脉上至百会,呼气时真气由任脉下至丹田,此即所谓"小周天"。又因八脉皆统于任督,故而所谓"小周天"实为真气在奇经八脉中的运行路线。

结语

（一）使用烧山火与透天凉补泻手法，要有明确的诊断，根据虚寒、实热症状，选用重要的经穴（如井①、荥、输、原、经、合、络、募、俞、郄、会等穴），进行补泻手法。取穴不宜过多，一、二重要穴即可。如针足三里治疗胃寒腹痛，用烧山火手法，针下气至达足跗后将针体向上微斜，其温热传导力量，能上行通至腹部，患者感到胃中温暖舒适，效果非常明显。

一九三八年治一目疾患者，为火蒙云翳遮睛，取穴肝俞、光明，先针肝俞穴，左右同时进针，施用透天凉手法，针下感传的寒凉现象能上抵顶部（天柱穴），继则上达头顶两侧，最后达到两目部。施用手法时，患者目内有清凉感觉。后刺两侧光明，针下感传力与凉感，能上行过膝导于胁腋部分，最后由腋下通过肩上，循耳后透达目内，患者目内的清凉感与针肝俞相同。结果针治十余次，云翳消失，视力恢复正常（肝俞为肝经②俞穴，光明为胆经络穴）。

（二）运用烧山火、透天凉手法，能有明显的感觉，主要在于医者善于运用呼吸之气与掌指是否有充实的力量为基本条件。我的经验，认为练运掌练气法，效果甚好，当然其他如气功、太极等，也可依法练习。

（三）烧山火、透天凉的操作，各家互有不同，也各有所长，本书所介绍的方法，系我个人经验，并非这两种方法唯一的操作法，学习研究时，可互为参照。

第五章　有关补泻手法几个问题的讨论

补泻手法，是针灸治病的关键，但在实际运用中，尚存在着一些问题。由

---

① 井：《难经·七十三难》中提出"诸井者，肌肉浅薄，气少不足以使"，认为井穴一般无法实施补泻操作，烧山火、透天凉等复式手法的操作在井穴难以实施。

② 肝经：应为"肝的"。

于每人之经验不同,因此有不同的争议。兹就以下几个问题,发表个人意见,以供大家研究。

第一节　关于井穴补泻问题

运用补泻手法,必须通晓经络学说。我们在临床应用的时候,按五输穴(井、荥、俞、经、合)五行相生原理,根据脏腑诸病的虚实,分别补泻,较为简单易用,疗效亦甚显著。《灵枢·九针十二原》篇对五俞穴①的意义,有重点的论载②。《难经》又进一步阐明了五俞穴以井为开始的意义,以及五行配合与主病的原理。是我们对于五俞穴,更有明确的认识。总的来讲,《难经》补泻大意,即根据五俞穴的五行所属,结合脏腑所属的五行原理,定出补母泻子的治疗规律。如肝经属虚,则补其合穴曲泉,合属水,肝属木,水生木,补合穴即为补其母。肝经实,则泻其荥穴行间,荥属火,肝属木,木生火,泻荥穴即为泻其子(其他各经的补泻同此)。这里要说明的是:关于井穴补泻问题,有的针灸家忽视了"泻井当泻荥,补井当补合"的变通方法。往往在井穴上施用手法,未考虑到各经的井穴部位,皆在神经末梢,感觉异常敏锐,适应于一切闭郁诸病,迅速刺血。如咽喉病刺少商、商阳;时疫急症先刺十二井穴取血等。所以称井穴为急救穴,不宜施用补泻。《难经》指出:"诸井者,肌肉浅薄,气少不足以使,刺之奈何?"解答说"诸井者木也(指阴经而言,阳经井穴为金,故经曰:阴井乙木,阳井庚金),荥者火也,当刺井者,以荥泻之……"这说明"泻井当泻荥"的变通方法。后世医家又补充了"补井当补合",就更臻完善了。所谓"肌肉浅薄,气少不足以使",就是说明诸井穴皆在指(趾)端,不能使用补泻。十二经中有关用井穴补泻的由心、心包、肾、膀胱、胃五经,兹列表如下(见表1③):

---

① 五俞穴:即五输穴,下同。
② 论载:应为"论述和记载"。
③ 据原书表格改。

表 1　心、心包、肾、膀胱、胃五经五输穴及井穴补泻表

经　别	井	荥	输	经	合	补泻变通方法	应刺穴
阴　火：心经	↓少冲	少府	神门	灵道	少海	补井当补合	少海穴
阴　火：心包经	↓中冲	劳宫	大陵	间使	曲泽	补井当补合	曲泽穴
阴　水：肾经	↑涌泉	然谷	太溪	复溜	阴谷	泻井当泻荥	然谷穴
阳　水：膀胱经	↓至阴	通谷	束骨	昆仑	委中	补井当补合	委中穴
阳　土：胃经	↑历兑	内庭	陷谷	解溪	足三里	泻井当泻荥	内庭穴

　　附注：↑是泻，↓是补。阴经五行是木、火、土、金、水；阳经五行时金、水、木、火、土。阴阳经五输，皆是次第相生。

　　从上表可以看出，有五个经的脏腑疾患，必须在井穴上进行补泻。但是井穴又不能补泻，引此我们必须按变通的补合泻荥的穴位，代替井穴的补泻，方符合《难经》的本旨。我在多年临床实践中证明，运用井穴变通的补泻方法，是有显著疗效的。如上齿痛，属于阳明胃热的实证，按补母泻子法，应泻本经井穴历兑，我以荥穴代替，在内庭上施用泻法，即能止齿痛于顷刻。如刺井穴历兑，不但病人痛苦，效果也一定不佳。又如肾经实，应泻井穴涌泉，亦必须泻荥穴然谷以代涌泉，方能有显著功效。兹举例证明：一九三九年治疗一沈姓男子的亢阳证（强中），病已七天，症状甚剧，阴茎如火热灼痛，七夜不能安眠。经用透天凉手法，在然谷重泻，施术 5 分钟后，患者即感觉阴茎寒凉，逐渐痿缩，随即入睡。它如心经虚，不补井穴少冲或中冲，必以合穴少海或曲泽代用，效果亦甚良好。从以上实践证明，"泻井当泻荥，补井当补合"的变通补泻法，是行之有效的。由于五行相生规律，所以井能生荥，泻荥即泻井。合能生井，补合即补井。

第二节　按阴阳经之循行分别左右捻针的我见

　　人身阴阳经络，各有顺逆之分。手三阳由手走头，足三阳由头走足，手三阴由胸走手，足三阴由足走腹。阴阳贯通，互相联系，顺其走向而转针谓之补，逆其走向而转针谓之泻。补者随而济之，泻者迎而夺之，此迎随补泻的大法。有的医书，拘泥于左右两边捻针转向不同而分补泻。如《神应经》补泻法说：

"泻法针左边,用右手大指、食指持针,大指向前,食指向后,针头轻提往左转。如针右边,用左手大指、食指转针,大指向前,食指向后,针头轻提往右转。补法针左边,捻针头转向右边,用右手大指、食指持针,食指向前,大指向后。如针右边,捻针头转向左边,用左手大指、食指持针,食指向前,大指向后。"其他针书又按十二经络循行上下的不同,规定了补泻手法,如:"手之三阳经、足之三阴经,此六经之循行,悉皆自下而行上,如针左边,则向右转针为补,向左转针为泻;如针右边,则向左转针为补,向右转针为泻。足之三阳经、手之三阴经,此六经悉自上而走下,如针左边,则向左转针为补,向右转针为泻;如针右边,则向右转针为补,向左转针为泻。"

根据以上补泻手法,加以分析,前者拘泥于人身左右两侧的不同,而异其左右转针为补为泻;后者则拘泥于阴阳经循行上下的不同而区分出四种形式的左右捻转为补为泻的手法。我个人的看法:上述补泻手法,立论过繁,在临床施用时,受到许多限制。其实补泻的主要手法,在于提、插、进、退、轻重、快慢、深刺、浅刺等的配合。所谓左右捻转不同,仅属补泻上的一种操作,不能认为离开这种左右不同捻针的规定,就不符合补泻治病的要求。我在多年临床实践中,对上述补泻手法,进行了反复的研究和探讨,以疗效事实证明,除采用神应经左右两手施行补泻手法外,概不按患者左右两侧的部位不同而异其捻转形式。更不拘于手足阴阳、上下、左右为补泻的法则,来改变捻转的方向。无论阴经、阳经,或左或右,皆以大指向前,食指向后,左转为补;食指向前,大指向后,右转为泻,左右两手施术亦同。主要的根据是提、插、进、退等各种手法作为补泻的重要技术。特别是治疗危急重病时,操作迅速,收效更为明显。因此,我重视《内经》《难经》二经中简要易用的补泻法则,即运用《内经》呼吸补泻与《难经》补泻法,作为补虚泻实的依据。

第三节 男女午前午后,阳气在上在下的商榷

有书记载男女、阴阳有补泻相反的说法。这是因为"男子之气,早在上而晚在下;女子之气,早在下而晚在上。"故午前、午后男女有补泻的不同。又说:

"男子背阳腹阴,针男子背上中行,左转为补,右转为泻。腹上中行,右转为补,左转为泻。女子背阴腹阳,针女子背中行,右转为补,左转为泻。腹中行,左转为补,右转为泻。"此乃按背腹部位而分男女阴阳捻转不同的补泻。其他如:"男子阳经,午前以呼为补,吸为泻。阴经以吸为补,呼为泻。午后反之。女人阳经,午前以吸为补,呼为泻。阴经以呼为补,吸为泻。午后亦反之。"综上论述,不外拘泥于男女有阴阳不同,而异其左右捻转为补为泻。且有午前、午后之分,及背阳腹阴、背阴腹阳之别。我认为:经络分布人身,阳升阴降,男女皆同,并无差别。如手三阳从手走头,足三阳从头走足,男女均无所异。手三阴从胸走手;足三阴由足走腹,男女亦系相同。所异者仅男女气血多少的不同①。人身营卫流行,经脉往来,各有定度,而经络循行的起止,男女一致,并无差异。似不必区分男女阴阳、午前、午后的补泻手法。从治疗实践证明,施用补泻治疗男女疾病时,除经、带、产等为妇科疾患外,其余虚实寒热诸疾,只要根据补泻原理,按经取穴施术,应补者补,应泻者泻,自能达到治愈疾病的目的。个人经验:治疗一切疾病,不拘泥于男女补泻不同的说法。更不按男女午前、午后阴阳分经,呼吸补泻相异。呼吸补泻以《内经》为法,捻转补泻则以《难经》为法,较为恰当。

第四节　对留针的看法

关于留针问题,各家有不同的经验和看法。主张留针的,谓根据《内经》"静以久留"的原则。按配合的经穴针入后,使患者固定姿势,留针待气,补泻完毕后始出针。主张不留针的,按古书某穴针几分,留几呼;或按现代书每穴留针捻2—3分钟,即迅速出针。这两种针法,皆有理论依据。但因经验不同,互有差异。个人治疗实践经验,是以针灸治病施用补泻手法为原则,按病的寒热虚实,患者感觉迟速及病情的久暂,而决定留针时间的长短。或久留,或短留,或不留,根据病情的变化而适当的灵活规定。总之,不能离开《内经》刺法。

---

① 《灵枢·五色》中提出"男女异位,故曰阴阳",认为男女病色的转移,位置是不同的,这种不同是因为男子属阳而女子属阴。由此推断,男女相异之处更多应该在于阴阳属性,然而这种相异对于针刺效果是否有影响,尚有待进一步研究。

《内经》说:"毫针者,尖如蚊虻喙,静以徐住,微以久留之而养以取痛痹。①"这是治疗痛痹症,宜用毫针,要久留之。又如:"久病者,邪气入深,刺此者,深内而久留之,间日而复刺之。"此乃指病久的患者,不能浅刺而不留针,须要深刺而久留针。又如刺肥人患者则说:"刺此者深而留之。"刺青年患者(壮士)说:"此人重则气涩血浊,刺此者,深而留之,多益其数②。"说明刺肥人与青年患者,要根据体质情况,深刺而久留,多用补泻手法。又如:"刺寒清者,如人不欲行。"说明治疗寒性疾患,要微徐施用捻转手法,也是要留针的一种刺法。以上所述皆是《内经》深刺要留针的刺法。关于浅刺不需要留针的疾病,亦有明文记载,如说:"刺诸热者,如以手探汤。"说明治疗热性病,要浅刺速捻而疾出针,形容好像用手试探热汤,势必感到热的刺激,不能向下深探,即速将手缩回,也就是不能留针的意思。又说:"婴儿者,其肉脆血少气弱,刺此者,以毫针浅刺而疾发针,日再可也。"这是说明小儿疾患,不宜重刺久留,故用毫针浅刺而疾捻速出针。从《内经》的刺法来看,留针与不留针,皆是根据病症及患者的体质强弱,而分别或留或不留的刺法,皆适合于临床之应用。主张留针者,在留针时期,必须频施捻转手法以催气,气至补泻中机而出针。不能单重久留而忽视了针下辨气及施用补泻手法。主张不留针者,要根据病情灵活运用,必须留针的疾患要留针,不能拘限于针几分、留几呼及捻几分钟的方法。在临床治疗时,明确诊断,决定刺法,根据病情,或久留,或短留,或不留,适当地掌握即可。

结语

(一)"泻井当泻荥,补井当补合"的补泻方法,是属于五腧穴整体中补母泻子法的一种变通方法,五脏六腑、阴阳十二经五输穴,俱按五行分配,根据脏腑本身,五行所属而规定母穴与子穴。

---

① 毫针者,尖如蚊虻喙,静以徐住,微以久留之而养以取痛痹:人民卫生出版社《灵枢经校释·九针十二原》为:"毫针者,尖如蚊虻喙,静以徐住,微以久留,正气因之,真邪俱往,出针而养,以取痛痹。"

② 此人重则气涩血浊,刺此者,深而留,多益其数:人民卫生出版社《灵枢经校释·逆顺肥瘦》原文为"刺壮士真骨者,坚肉缓节监监然,此人重则气涩血浊,刺此者,深而留之,多益其数;劲则气滑血清,刺此者,残而疾之"。

（二）按阴阳经络循行上下，及男女午前、午后、左右捻转来分别补泻，初学者不必过于拘泥，要在临床实践中从补泻疗效来决定。我认为概以左补右泻为治疗一切症候的手法，较为实用。

（三）留针与不留针的问题，是两种不同的方法，主要以针下候气、气至补泻、补泻中机而出针为原则。再根据病情及患者体质情况等而灵活的随机变通。不要拘泥于必须留针或概不留针的刻板规定。

附：烧山火与透天凉手法之适应证及采用穴位

烧山火、透天凉两种手法之运用，适应于寒热症状明显的疾患。必须掌握辨证施治的原则，方能显示两种补泻手法的寒热作用。兹将两种手法之适应证简介如下：

一、烧山火之适应证

（一）脾胃虚寒之腹疼，胃纳喜热畏凉，或呕逆清水，腹痛，揉按则轻，胃中常有凉感，脉沉迟或濡弱者。先针中脘、气海两穴同时施术，使针下之热力循经下行，透达少腹下方，再针两足三里，使针下热力循经上行过膝通至腹部，使患者腹内有明显的温热感。

（二）肾虚寒性腰痛，脉沉细，针两肾俞左右同施捻针施术，针下之热力，能上下循经通行，腰内部产生明显温热；再针两委中，使用手法时，针下之热力循经下行至足、上通腰部。

（三）痹症属于寒气盛者，气候变寒及冷风侵袭则痛加剧。脉沉涩或紧，根据痛处，分清经络，据经取穴。上肢常用经穴：三肩穴（肩髃、肩髎、肩贞）、曲池、外关；下肢常用穴：环跳、风市、阴市、髀关、阳陵、足三里。四肢各重要穴，根据病情，选用二、三穴即可。务使针下热力，循经传导，效果方显。

（四）用烧山火治疗寒性疾患中气下陷者，亦可佐以灸治。如针治胃下垂症，单针两足三里，施术时，使针下之热力，循经上行，透达腹部，患者感觉胃内温热后，则单灸腹部中脘、下脘、天枢、气海等穴。

二、透天凉之适应证

（一）胃热腹痛拒按，呕吐酸苦，口干而渴，喜凉畏热，或小溲黄赤，大便燥结,脉弦滑或紧数者,先针两内关,同时用手法,使针下之凉感循经上达胸腔之内(有时能通至膈下);再针中脘,使针下之凉感下抵少腹;最后泻足三里,用手法使凉感由穴内循经下行至足跗中次趾端。

(二)胃热齿痛,针合谷穴,施用手法,使针下之凉感循经上行传导,直达口腔之内,齿疼症状立即消失。

(三)急性咽喉痛(扁桃体炎、咽峡炎、后头炎等)属于热性者,先刺两合谷穴(手法同齿疼),能收效于俄顷(另刺少商、商阳出血亦可)。

(四)外科炎症初起(热毒)红肿热痛时,按患部所属经络,选用一、二重要穴,施用透天凉手法,重者减轻,轻者痊愈。

说明:1. 上述疾患、施术治疗时,其循经感传之凉与热感明显者,则效果甚佳,否则效果迟缓。其感觉迟钝者,要继续耐心治疗,逐渐使感觉明显,方能收效。

2. 施用以上两种手法,治疗寒热疾病,根据实践经验,烧山火比较易作,透天凉手法较难。因针下之热感一般容易产生,而凉感不易出现。必须有充分掌指力量,平素注重运掌练气工夫,在施术时方能得心应手,运用自如。

3. 烧山火与透天凉之适应症,不限于以上几种疾病,只要辨清寒热症状,手法施用得当,即能发挥疗效。

《针灸对痹病的辨证论治》

原著　焦勉斋

校注说明

《针灸对痹病的辨证论治》是山东省济南市著名针灸学专家焦勉斋的著作之一,本书主要对《内经》《甲乙经》中关于痹证的文献进行阐述,并结合其临床实践,总结其对痹证的针灸辨证论治经验,可供临床医师借鉴。此为油印本,于 1964 年 8 月印刷。

本次校注的具体原则:

1. 全书采用简体横排,加以现代标点符号。

2. 凡本书中异体字、俗写字、古字和一些名词和术语,如"腧穴""输穴""俞穴"以符合现代应用规范为准,均径改不出校。

3. 若显系底本有误、脱、衍、倒者,则据他书或本书前后文例、文义改之、补之、删之,并出校注明。若怀疑底本有误、脱、衍、倒者,则不改动原文,只出校,注明疑误理由。若底本因纸残致脱文字者,凡能据字形轮廓或医理可以大体判定出某字者,则补其字,或在注文中注明应补某字。

4. 本书中引录他书文献,虽有删节或缩写,但不失原意,不改。

5. 对难字、僻字、异读字,采用汉语拼音加直音的方法加以注音,并释字义;对费解的专用名词或术语加以注释;对通假字予以指明,并解释其假借义。

6. 从临床角度对书中有关内容加以注解,附以己见,供读者参考。

针灸对痹①病的辨证论治

一、研究治疗痹病的心得体会

痹病为祖国医学之病名,在《内经》之《灵枢》《素问》②中,有许多章节论述了此病致病之原因及发病之症状与各种痹病之刺法,如《灵枢》之"周痹篇"与《素问》"痹论"为专述痹病的记载,但不能全面包括了痹病的范围,必须在《内经》其他有关痹病辨证诊治的各篇中探索寻源互相引证,方能触类旁通,领会经文总义。由于《灵枢》《素问》是我国最古老的一部经典医籍,其成书年代不是一个时期,亦非一人的著作,故对任何疾病,此篇未能详述者,则在其他篇章中有所阐明,如《灵枢》之周痹篇只论述了"周痹"与"众痹"不同的症候与治疗方法,至于治疗各种痹病的针具与刺法散见于"九针十二原""官针""九针论"等各篇中,而"寿夭刚柔"篇又指出了刺寒痹内热的药熨方法。其他有关痹病的病因、症状、诊断治疗等在《灵枢》中尚有廿余篇,均有精简扼要的阐述。《素问》有关痹病的记载除"痹论"外尚有"长刺节论"说明筋、肌骨痹之刺法;(《灵枢·官能》,亦有此刺法)"五藏生成"有论五藏痹病之脉象,其他章节内引述痹病者,亦有十余篇。综合《内经》之《灵枢》《素问》有关痹病之文献记载有三十余篇,我们应当体会到古代医家的理论阐述,是由实践中得来;是在长期与疾病做斗争的经验总结和研究的果实。他如《甲乙经》在阴受病发痹上下两篇中也总结了《内经》的大旨,详明地叙述了因③针灸方法来诊断和治疗痹病。"黄帝《内经》太素"一书中有关痹病的记载与《灵枢》《素问》各篇所述大致相同。我们研究痹病的辨证论治,必须以《内经》理论为纲领,运用④在临床实践中找

---

① 痹:原书稿中"痹""痹"混杂不清,均改为"痹"。
② 《内经》之《灵枢》《素问》:《灵枢》《素问》原文无书引号,今加,后同。
③ 因:应为"用"。
④ 运用:疑为衍文,应删。

出治疗规律。进一步贯彻中央卫生部对"风湿性关节炎"或"类风湿性关节炎"所指示的治疗方针："总结临床经验,寻找巩固疗效,防止复发的有效方法,进一步总结其治疗规律,探讨疗效机制。"我们知道用针灸治疗风湿性关节炎(即中医所谓之痹病)疗效是优越的,对于急性痹病患者(暴痹)功效尤速,但对病史较久的患者(远痹、久痹之类)在治疗过程中虽有效果而不能巩固,往往复发,且复发率较高,因此我队①认为如寻找巩固疗效,防止复发的有效方法,在针灸方面来讲必须深刻研究《内经》治疗诸痹的各种刺法,方能在临床实践中,积累经验,得出治疗规律。兹将个人研究《内经》治疗痹证的心得体会,向各位针灸同道介绍,我们相互学习,交流经验,能够达到用针灸治疗痹症的具体要求,发挥针灸的疗效作用。

二、痹病的原因、症候及类别

用针灸治疗痹症要首先认识其致病之原因,根据其表现之症候,精密思考,明确诊断,方能在治疗中有的放矢、以达予期②之疗效。《素问·痹论》所谓"风寒湿三气杂至合而为痹,其风气胜者为行痹,寒气胜者为痛痹,湿气胜者为着痹"是说明风寒湿三邪侵袭人体经络而成痹病。再辨别三气之偏胜,而分为"行痹""痛痹""着痹",这仅是举出致发痹病的主要因素为风寒湿三邪,但风寒湿袭入人体经络之部位又各有不同,出现之症候亦各异,如"骨痹""肌痹""脉痹""筋痹""皮痹"。在经络体表部位有深浅之区别,若传变于内藏又能形成五藏之痹,因此,必须掌握痹病传变的种种症候,分清诸痹之形成原因,是治疗上的重要关键③。兹将《内经》有关痹病的主要文献记载加以简要的浅解,以说明诸痹之病因、症候及其传变的病理机制。

1. 形成痹病之病因,为风寒湿三邪所致

其始是外感六淫之气,侵袭人体经络浅部,久而不去逐渐深入而成五藏之痹,这与饮食起居、七情之伤亦有密切之关系。如《灵枢·百病始生》曰:"夫百病之始也,皆生于风雨寒暑、清湿喜怒。喜怒不节则伤藏,风雨则伤上,清湿则

---

① 队:此处应为"个人",或者删除"队"。
② 予期:即"预期"。
③ 重要关键:重复,可删除其中一个词。

伤下,三部之气,所伤异类。"《贼风》篇又谓"卒然喜怒不节、饮食不适、寒温不时,腠理闭而不通,其开而遇风寒则血气凝滞与故邪相袭则为寒痹。其有热则汗出,汗出则受风,虽不遇贼风邪气,必有因加而发焉。"由此可知,凡一切疾病之始起,无非外感内伤所致,喜怒不节则内伤五脏,清湿阴邪之在表则袭于人体下部,风雨阳邪之在表则袭于人体上部。如平素饮食不节又遇气候寒暖异常,则经络内外起变化,气血凝滞而不通,新邪故邪相袭,则为寒胜之痛痹,如有热则汗出而受风邪,虽然不再遇贼风邪气,但痹病必因之而加剧矣。《张氏医通》谓:"痛风症,《灵枢》谓之贼风,《素问》谓之痹,《金匮》名曰历节,多由风寒湿气乘虚袭于经络,气血凝滞所致。"我们可以了解到痹病原因虽变化多端,主要是风寒湿三邪袭入人体经络而为病,其受病之因素,是由于饮食不节起居失常伤于内藏之正气,正气虚损,外邪方能乘虚而入,故《素问》谓:"邪之所凑,其气必虚""虚邪贼风避之有时""饮食自倍,肠胃乃伤"①,是各人在日常生活中应当注意之养生要则,也是预防痹病的有效方法。

2. 论痹病初起失治或病久不已次第传变的病机

治疗痹病必辩证明确,治疗及时,否则病邪层层深入,侵袭流行②则变化丛生。如《素问·玉机真藏论》曰:"今风寒客于人,使人毫毛笔直,皮肤闭而为热,当是之时,可汗而发也。或痹不仁肿痛,当是之时,可烫熨及火灸刺而去之。弗治,病舍于肺名曰肺痹,发咳上气,弗治,肺即传而行之肝,名曰肝痹。"此说明风寒之邪,始客于皮肤,可发汗以解之,失治则邪气袭入经络肌肉,而为痹症或不仁、肿痛,此时可用烫熨、刺灸之法以驱去其病邪,再失治则侵入内藏而为肺、肝等诸痹矣。《素问·痹论》又按一岁四时季节气候之不同,风寒湿三邪袭人体经络体表,有深浅之相异,又分为"骨痹""筋痹""脉痹""肌痹""皮痹"③五种痹症。如谓:"以冬遇此者为骨痹,以春遇者为筋痹,以夏遇此者为脉痹,以至阴遇此者为肌痹,以秋遇此者为皮痹。"此因冬令之气属于肾,肾主骨,故曰骨痹;春令之气属于肝,肝主筋,故曰筋痹;夏令之气属于心,心主血脉,故曰脉痹;至阴之气属于脾,脾主肌肉,故曰肌痹;秋令之

---

① 饮食自倍,肠胃乃伤:出自《素问·痹论》,意为饮食过量会损伤肠胃,指的是饮食不节可致病。
② 侵袭流行:原稿此处模糊不清,结合上下文疑为"侵袭流行"。
③ "皮痹":原稿无"皮痹"二字,据上下文补。

气属于肺，肺主皮毛，故曰皮痹。如五痹在皮肉筋骨，久而不已，则由经络体表内舍于脏腑，形成脏腑之痹，故痹论又谓："内舍五脏六腑，何气使然？曰：五脏皆有合，病久而不去者，内舍于其合也。（五脏皆有合：即肾合骨、肝合筋、心合脉、脾合肉、肺合皮）故骨痹不已，复感于邪，内舍于肾；筋痹不已，复感于邪，内舍于肝；脉痹不已，复感于邪，内舍于心；肌痹不已，复感于邪内舍于脾；皮痹不已，复感于邪，内舍于肺。所谓痹者，各以其时，重感于风寒湿之气也。"此言脏痹之形成，以五脏所合之时，而重感^①于风寒湿三气所致。因经络之皮肉筋骨，内合于五脏，而五脏之气，外合于四时，病始起在外有形，复伤于在内之五气，外内形气相合，而病邪舍入于内矣。至于脏痹之症状，亦各有不同，《痹论》谓："肺痹者，烦满喘而呕。心痹者，脉不通、烦则心下鼓，暴上气而喘，嗌干善噫，厥气上则恐。肝痹者，夜卧则惊，多饮，数小便，上为引如怀。肾痹者，善胀，尻以代踵，脊以代头。脾痹者，四肢解堕，发咳，呕汁，上为大塞。"以上论述五脏痹之症状，甚为简要，其症状之发生，皆与经络生理有关。临症时细加辩证，即可测知痹属何脏，特别是心痹之症状与现代医所谓"风湿性心脏病"颇有符合之处，有研究之必要。关于六腑痹病之原因，痹论亦有简要之引述，如谓："其容于六腑者何也？曰：此亦饮食居处为其病本也。六腑亦各有俞，风寒湿中其俞，而饮食应之循俞而入，各舍其腑也。"按六腑痹病之所以形成，亦以饮食起居为致病之根本因素，与五脏痹之意义同。其相异之处是传入脏府之经络不同耳。因五脏痹是由经络体表之皮肉筋骨而内舍于五脏。六腑之痹是循足太阳背部六腑之俞穴而入于六腑^②。但主要原因，总由于饮食居处所引起。故《素问·上古天真论》^③曰："饮食有节，起居有常，不妄作劳，故能形与神俱，而尽终其天年，度百岁乃去"，是预防痹病之箴言，其他一切

---

① 感：据文义补。

② 《灵枢·百病始生》云："是故虚邪之中人也，始于皮肤，皮肤缓则腠理开，开则邪从毛发入，入则抵深，深则毛发立，毛发立则淅然，故皮肤痛。留而不去，则传舍于络脉，在络之时，痛于肌肉，其病时痛时息，大经乃代。留而不去，传舍于经，在经之时，洒淅喜惊。留而不去，传舍于输，在输之时，六经不通，四肢则肢节痛，腰脊乃强。留而不去，传舍于伏冲之脉，在伏冲之时，体重身痛。留而不去，传舍于肠胃，在肠胃之时，贲响腹胀，多寒则肠鸣飧泄，食不化，多热则溏出糜。留而不去，传舍于肠胃之外、募原之间，留著于脉，稽留而不去，息而成积。或著孙脉，若著络脉，或著经脉，或著输脉，或于伏冲之脉，或著于膂筋，或著于肠胃之募原，上连于缓筋，邪气淫泆，不可胜论。"

③ 《素问·上古天真论》：原文为"上古天真论"。

疾病亦不外此。

3. 诸痹症候之辨别

〈甲〉《痹论》曰："痹或痛，或不痛，或不仁，或寒或热、或燥、或湿，其故何也？"曰："痛者寒气多也，有寒故痛也。其不痛不仁者，病久入深，营卫之行涩、经络时疏，故不通。皮肤不营故为不仁。其寒者，阳气少，阴气多，与病相益，故寒也。其热者，阳气多，阴气少，病气胜阳遭阴，故为痹热。其多汗而濡者，此其逢湿甚也。阳气少、阴气盛，两气相感，故汗出而濡也。"以上所论痹病症候之病理作用甚为精当。此外又说明了痹病不痛的原因："夫痹之为病不痛何也？曰：痹在于骨则重，在于脉则血凝而不流，在于筋则屈不伸，在于肉则不仁，在于皮则寒，故俱此五者，则不痛也。"此论痹病，如在骨、脉、筋、肉、皮五部，则无疼痛之症候①，临症时可善于分析辨别。

〈乙〉常见之筋痹、肌痹、骨痹之症状辨别

《素问·长刺节论》曰："病在筋，筋痹节痛，不可以行，名曰筋痹。病在肌肤，肌肤尽痛，名曰肌痹。伤于寒湿，病在骨，骨重不可举，骨髓痠痛、寒气至，名曰骨痹。"《灵枢·经筋》，对筋痹之寒热症状，亦有简明之论述，如曰："经筋之病，寒则反折筋急，热则筋弛纵不收、阴萎不用。"又曰："阳急则反折，阴急则俯不伸。"因《经筋》篇是按一岁四季，每季之三个月，各曰仲、孟、季痹，以十二经相应于十二月，故十二经各有经筋之症状兹不列举。此外《灵枢》对骨痹之症状亦有所论述，如《五邪》篇曰："邪在肾，则病骨痛，阴痹（即肾痹），阴痹者，按之而不得，腹胀腰痛，大便难、肩背颈项痛，时眩。"《寒热病》篇又谓："骨痹举节不用而痛，汗注烦心。"从以上《素问》《灵枢》各篇所论筋、肌、骨痹之症状均有不同之表现，辩证明确则治疗适当（治疗另详以后刺法内）。按现代医学所谓之风湿症状，多数在体表之关节、肌肉、神经三大部分，与祖国医学所称之骨痹、肌痹、筋痹有互相符合之处。

〈丙〉《灵枢·周痹》又有"众痹"与"周痹"之病名，两者发病之症状，各有不同，亦当有明确之辨别。众痹之症状谓："此各在此处，更发更止，更居更起，

---

① 《素问·长刺节论》云："病在筋，筋痹节痛，不可以行，名曰筋痹。病在肌肤，肌肤尽痛，名曰肌痹，伤于寒湿。病在骨，骨重不可举，骨髓痠痛、寒气至，名曰骨痹。"由经文可知，筋痹、肌痹、骨痹三者皆有疼痛症状。

以右应左，以左应右，非能周也，更发更休也。"此说明众痹之症状，其特征是：发生于人体各部随发随止、随留随起，并无一定之部位。其发生于右侧的会牵引到左侧，在左侧的也能影响到右方，但不能周遍全身，其疼痛随处而发作同时也随处而休止。至于周痹之症状则曰："周痹者，在于血脉之中，随脉以上，随脉以下，不能左右，各当其所。"此言周痹之症状，是在于血脉之中，随着血脉之运行，或上或下，周遍全身，不同于众痹之左右移易，而是在周身各处病所，皆发生疼痛。《灵枢·周痹》疼痛致病之原因，又曰："此痛安生？何因而有名？"解答是："风寒湿气，客于外分肉之间，迫切而为沫，沫得寒则聚，聚则排分肉而分裂也，分裂则痛，痛则神归之，神归之则热，热则痛解，痛解则厥，厥则他痹发，发则如是。此内不在藏，而外未发于皮，独居分肉之间，真气不能周，故命曰周痹。"此说明周痹疼痛之原因，亦不外风寒湿三气，侵袭于分肉之间，而皮腠理分裂，因分裂而发生疼痛，疼痛解除后，就引起厥气上逆，逆则使人体其他的痹闭不通，同时发病形成了遍身疼痛的症状。由于这种病邪，在内未深入脏腑，在外未发于肌表皮肤，独在分肉之间，使真气阻塞，不能周流于全身，气闭而不运行，因而发生疼痛，故命曰周痹。

〈丁〉风痹之症状及其预后

《灵枢·厥病》谓："风痹淫泺，病不可已者，足如履冰，时如入汤中，股胫淫泺，烦心头痛，时呕时悗，眩已汗出，久则目眩，悲以喜恐，短气不乐，不出三年，死也。"（"风痹淫泺"《甲乙》为"风痹注病"，《太素》为"风痹淫病"其意义相同）此论风痹，有以上诸症状者，则不可治，其预后不良，死期往往在三年之内，故不可治愈。由于风痹日久，其病邪淫泺、消泺缠绵不已，经络内外，阴阳表里皆受病邪之侵袭，故发生以上症状之痹症。《灵枢·寿夭刚柔》谓："病在阳者命曰风，病在阴者命曰痹，阴阳俱病，命曰风痹。"总之病史较久之风痹，其症状特殊，不同于一般之痹病，在治疗上是很难收效的，临症时，细加辨别可也。

4. 诊察脉、色以测知弊病之所原

《灵枢·九针十二原》谓："凡将用针必先诊脉，视气之剧易乃可以治也。"《素问·五脏生成》又谓："能合脉色，可以万全。"故治疗痹症，欲辨证明确，必须先从诊脉察色着手。再结合患者之症状，体质病史等各方面之情况，根据经络原理，和治疗原则，规定腧穴和补泻手法，方能效果明显，否则单凭症状之表现而忽视脉色之诊察,则治疗难中肯綮,功效亦随之减弱。兹将《内经》有关诊断痹病之记载,重点引录,以供针灸同道之参考。

《素问·五脏生成》论曰:"赤脉之至也,喘而坚,诊曰有积气在中,时害于时,名曰心痹。得之外疾,思考而心虚,故邪从之。"(此言心痹由于思考过度,损耗心血而致心虚则外邪因之而入矣)。"白脉之至也,喘而浮,上虚下实,惊,有积气在胸中,喘而虚,名曰肺痹,寒热,得之醉而使内也"。(此言肺痹由于嗜酒醉后入房所致。)"青脉之至也,长而左右弹,有积气在心下支眩名曰肝痹,得之寒湿,与疝同法,腰痛足清头痛。"(此言甘比由于受寒湿所致与疝气致病之原因同。)"黄脉之至也,大而虚,有积气在腹中,有厥气,名曰厥疝。"(此言厥疝是由于脾气积于腹中,而肾气上逆所致。如肾气不上逆,则为脾气之积矣。)"黑脉之至也,上坚而大,有积气在小腹与阴,名曰肾痹。得之沐浴清水而卧。"(此言肾痹,由于浴后卧床所致,因湿气伤于下,自归于肾也。)以上所论五脏之脉,其症状皆有积气聚于体内而成痹证,因"积"乃病气之积聚,"痹"乃闭塞而不同,故藏气不宣行,而形成痹证。由此可知,"痹"与"疝"皆由于积气结聚而为病,故肝痹谓"得之寒湿,与疝同法",脾之积气不曰脾痹而曰厥疝。又按《灵枢·邪气藏腑病形》所述之心痹、肺痹、肝痹,其脉象皆曰"脉微大",在肝痹脉中又曰"脉微涩"为瘈挛筋痹。《素问·平人气象论》又曰:"脉滑曰风,脉涩曰痹,脉小弱以涩,谓之久病。"《灵枢·邪客》曰:"脉大以涩者为痛痹,"《论疾诊尺》篇又曰:"尺肤涩者,风痹也。"以上《内经》所述痹病之脉象,虽有异同之处,但在临床上以大涩脉为常见,与《内经》脉象相符合,至于察色及诊视血脉亦为治痹辨证不可忽略之诊法,如《灵枢·邪客》曰:"视其血脉察其色,以知其寒热痛痹。"《灵枢·论疾诊尺》曰:"诊血脉者,多赤多热,多青多痛,多黑为久痹,多赤、多黑、多青皆见者,寒热身痛。"从经文意义看来"视其血脉,察其色以知寒热痛痹"是根据肤色可以测知寒热痛痹的一种诊察方法,因血脉之色,表现于皮肤,故《素问·皮部论》曰:"凡十二经络者,皮之部也。其色多青则痛,多黑则痹,黄赤则热多,白则寒,五色皆见则寒热也。"《皮部论》所言血脉五色之主病与《灵枢·邪客》大致相同。《灵枢·官能》又谓:"察其所痛,左右上下知其寒温,何经所在。审皮肤之寒温滑涩,知其所苦。"亦是诊察皮肤的一种方法,有助于治疗痹证之诊断,临证时宜加以注意。总之诊断痹病应以四诊八纲为主,治疗时细心体验脉象,再结合察色诊肤与患者实际情况之表现相互合参,自能心领神会,临证时胸有成竹矣。

5. 论痹病之体质及"多痹气"之骨痹

《灵枢·五变》曰:"何以候人之善病痹者? 曰:粗理而肉不坚者善病痹。痹之高下有处乎? 曰:欲知其高下者,各视其部。"此言凡是皮肤之文理粗疏,肌肉软驰而不坚实的体质,是人则善于①患痹病。因文理粗疏肌肉不坚实,则外界之风寒湿三邪易于循毫毛而入腠理,逐步侵入经络而形成骨、筋、脉、肌、皮之五痹。如《灵枢·刺节真邪论》曰:"虚邪之中人也,洒淅动形,起毫毛而发腠理,其入深,内搏于骨,则为骨痹。搏于筋,则为筋挛(即筋痹的一种症状)。搏于脉则为血闭不通,则为痛(是脉痹的症状)。搏于肉与卫气相搏,阳胜则为热,阴胜则为寒,寒则真气去,去则虚,虚则寒(此指肌痹而言)。搏于皮肤之间,其气外发腠理开,毫毛摇气往来则为痒。气留而不出则痹(是指皮痹)。卫气不行,则为不仁。"以上所论痹病之始生,皆由于皮肤而层层深入,故皮肤之纹理粗疏者,则易患痹也。其次痹病在人体之高下,如何辨别呢? 即观察患者上下左右各部的虚实,便能了解何部易被外邪侵袭而发生痹病。

关于"多痹气"之骨痹患者,其寒甚,是人之寒热感觉异常。如《素问·逆调论》曰:"人身非衣寒也,中非有寒气也,寒从中生者何? 曰:是人多痹气,阳气少、阴气多,故身寒如从水中出。"此说明多痹气者,阳虚而阴盛也。病在阴者命曰痹,阴气盛则阳气衰,故身寒如从水中出。又曰:"人身有寒,汤火不能热,厚衣不能温,然不冻栗是为何病? 曰:是人者素肾气胜,以水为事,太阳气衰,肾脂骨②不长,一水不能胜两火。肾者水也,而生于骨,肾不生,则髓不能满,故寒甚至骨也。所以不能冻栗者肝一阳也,心二阳也,肾孤藏也,一水不能胜两火故不能冻慓③,病名曰骨痹,是人当挛节也。"此说明寒盛之人温热感觉迟钝,而无冻栗之状态是何原因? 经文指出"是人肾气胜以水为事",乃谓欲盛入房过度也。入房过度则精髓耗伤,因肾生骨髓,肾不能生则髓不能充满于

---

① 善于:应为"易于"。
② 骨:据《黄帝内经素问·逆调论》(田代华整理,人民卫生出版社出版)原文,此处应为"枯"。
③ 慓:据《黄帝内经素问·逆调论》(田代华整理,人民卫生出版社出版)原文,此处应为"栗"。

身,故寒甚至骨,以致骨节拘挛也。其无冻栗之感觉者,是肝肾①二阳之火在里,肾为孤藏属水,一水不能胜二火,故无冻痹之感也。

6. 痹病在治疗上之难易及其危候

用针灸治疗痹病,在临床实践中证明,其功效是不相同。有效果迅速而易愈者,有功效迟缓而难愈者,亦有效果极微而久治不愈者,其原因有二:一由于痹病之种类不同,则治疗有难易之相异。二由于患者皮肉筋骨厚薄坚脆之不同,而对接受刺灸之感觉有别,则功效亦因之而异,故有难治、易治不同之原因。如《素问·痹论》曰:"其风气胜者,其人易已也。""痹其时,有死者,或痛久者,或易已者,其何故也? 曰:其入藏者死,其留连筋骨者痛久,其留皮肤间者易已。"此谓痹病如属于风气盛之行痹,则易治愈,因风为阳邪,伤人皮肤气分,风性善行,可从皮肤腠理而解,故易治愈。其所谓"入藏者死",是指五脏神气消亡者而言,因脏为阴而藏神,阴静则神藏而邪不能侵犯,如脏失于静而为躁,躁则神气消亡,则痹聚在脏而有危候。故《痹论》又曰:"阴气者,静则神藏,躁则消亡。"如痹留连于筋骨之间,则其痛久而很难迅速治愈,其留皮肤之间者,因居经络体表之浅层,故易于治愈也。关于患者皮肉筋骨之厚薄坚脆不同,对针灸感觉之相异,亦影响疗效之作用,如《灵枢·论痛》曰:"筋骨之强弱,肌肉之坚脆,皮肤之厚薄,腠理之疏密各不同,其于针石火焫之痛,何如? 曰:人之骨强、筋弱、肉缓、皮肤厚者耐痛,其于针石之痛,火焫亦然。其不耐针石之痛者,何以知之? 曰:坚肉薄皮者,不耐针石之痛,于火焫亦然。又曰:人之病,同时而伤,或易已,或难已,其故何如? 曰:同时而伤,其身多热者易也②,多寒者难已。"上述人之骨强、筋弱、肉缓、皮肤厚者,能耐针灸之刺、焫之痛,在治疗过程中,能坚持针灸,病史虽久可继续治疗收效或痊愈。如坚肉皮薄者不耐刺灸之痛,治疗虽有效而难坚持不懈,则亦难以治愈。人之患病,同时而发,或病症亦相同,但有易于治与难于治之区别,其原因是:身多热者易治,由于热属阳,阳距表,故易愈。其多寒者则难治,因寒属阴,阴主里,故难愈。痹病寒气胜者(痛痹)则针灸效缓而难速愈。属于风胜阳邪之行痹,则治疗效果迅速而

---

① 肝肾:结合原文,此处应为"心肝"。
② 也:据《灵枢经校释·论痛》(河北医学院校释,人民卫生出版社出版)原文,此处应为"已"。

易愈。在临床实践经验中确有上述种种之情况，要善于辨别痹病患者，在治疗中之难易，对其病之疗效如何，则有明确之认识矣。他如《灵枢·厥病论》所述之"风痹淫泺"其预后多不良，与脏痹"神气消亡"者同属痹病之恶候，临症时要掌握治疗原则则可耳。

三、治疗痹病的针种刺法与腧穴

《内经》之《灵枢》《素问》各篇中，对痹病应用之针种、刺法、腧穴等，均有精简扼要的阐明叙述，为针灸治疗诸痹的纲领，凡是针灸医家都要有深刻的认识，全面地掌握运用，方能在临床上因症施术，发挥针灸的功效。

兹将《内经》有关治疗痹病的文献记载分别引录于下，并加以简释。

（1）痹病应用之针种：《九针十二原》曰："锋针者，刃三隅，以发痼疾。员利针者，大如氂，且园①且锐，中身微大，以取暴气。毫针者，尖如蚊虻喙②，静以徐住，微以久留之，而养以取痛痹。长针者，锋利身薄，可以取远痹。"《官针》又曰："病在经络痼痹者，取以锋针。病痹气暴发者，取以员利针。病痹气同而不去者，取以毫针。病在中者，取以长针。"《九针论》又曰："四者时也（指锋针而言），时者四时八风咨③于经络之中，为痼病者也。……令可以泻热除血，而痼病竭。六者律也（指圆利针而言），律者调阴阳四时而合十二经脉，虚邪客于经络而为暴痹者也。七者星也（指毫针言），星者人之七窍，邪之所客于经，而为痛痹，舍于经络者也。八者风也（指长针而言），风者人之股肱八节也，八正之虚风，八风伤人，内舍于骨解腰脊节腠理之间，为深痹也。……可以取深邪远痹。"

综合以上经文意义看来，古代之九种针，用于治疗痹病者共四种，即用锋针治疗痼痹，员利针治疗暴痹，毫针治疗痛痹，长针治疗深邪远痹。由于病邪侵袭人体经络、皮、肉、筋、骨有深浅之不同，故古人根据病邪所在之部位，而分

---

① 园：据《灵枢经校释·九针十二原》（河北医学院校释，人民卫生出版社出版）原文，此处应为"员"。

② 喙：据《灵枢经校释·九针十二原》（河北医学院校释，人民卫生出版社出版）原文，此处应为"喙"。

③ 咨：据《灵枢经校释·九针论》（河北医学院校释，人民卫生出版社出版）原文，此处应为"客"。

别选用不同的针，以治疗各种痹症，是按针之长短、大小，随病所宜而施治。故《官针》篇曰："九针之宜，各有所为，长短大小各有所施也；不得其用，病弗能移。疾浅针深内伤良肉，皮肤为痈；病深针浅，病气不泻，支为大脓。病小针大，气泄太甚，疾必为害；病大针小，亦复为败。"由此以观，用针治疗痹证，必须按病邪所居之深浅，而分别运用符合病情之四种针具，才能达到应有之功效，否则不但无效，相反地引起不良后果。

说明：① 锋针治疗经络"痼痹"，是指顽固性之痹证，属于热邪阻塞于经络者，故用锋针泻热以出血。② 员利针治"痹气暴发"或"暴气""暴痹"是指急性爆发之痹病，故用员利针以取暴气。③ 毫针治疗痛痹，是指寒性之痹证，必须久留针故曰养以取痛痹。④ 长针治"深邪远痹"，是指周身骨节皆有痹气，居于经络之中，即久治不愈痹病，或谓之"久痹"（见寿夭刚柔篇）。

（2）九变十二节刺法：《灵枢·官针》曰："凡刺有九，以应九变"，按九种刺法是输刺、远道刺、经刺、络刺、分刺、大泻刺、毛刺、巨刺、焠刺。其中用于治疗痹病者有四种：即① 分刺："分刺者，刺分肉之间也。"（治病邪在肌肉者，肌痹可刺分肉之间。）② 毛刺："毛刺者，刺浮痹于皮肤也。"（治皮痹之刺法，因病邪闭于皮毛之间，故应刺皮部以浮浅取之，所谓刺皮无伤肉也。）③ 巨刺："巨刺者，左取右，右取左。"（凡痹病痛甚，刺患侧无效时可刺其无病之一侧，亦即缪刺之法。《素问·缪刺论》以刺经穴为巨刺，刺络穴为缪刺①。）④ 焠刺："焠刺者，刺燔针则取痹也。"（即用火针治疗寒痹之刺法，《素问·调经论》曰："病在骨，焠刺药熨"其意义同。）

《灵枢·官针》十二节刺："凡刺有十二节，以应十二经"，其十二节刺法中，除输刺、阴刺、赞刺三种刺法外，其他九种刺法，皆与治疗痹病有关，按经文次序以引述之。"一曰偶刺：偶刺者以手直心若背，直痛所，一刺前，一刺后，以治心痹，刺此者傍针者也。"（此法治心痹即前胸、后背各刺一针，故谓之偶刺，

---

① 《素问·缪刺论》云："邪客于经，左盛则右病，右盛则左病；亦有移易者，左痛未已，而右脉先病，如此者，必巨刺之，必中其经，非络脉也；故络病者，其痛与经脉缪处，故命曰缪刺。"意为偏侧疼痛由于经脉受邪所致（亦有认为对侧脉象出现异常），刺其对侧经脉，这种方法叫做巨刺；络脉受病，刺其对侧络脉，这种方法叫做缪刺。从《素问·缪刺论》中所列条文来看，缪刺多取井穴、皮部血络等，即所谓"因视其皮部有血络者尽取之，此缪刺之数也。"

直心若背,谓在心前、心后按压其痛处,各刺一针,必须斜针以刺其傍,不可直刺,恐中心脏也①。按心痹针胸部"中府"②与背部"心俞"是募俞配合法,临床上用之曾有效。)"二曰报刺:报刺者,刺痛无常处也,上下行者,直内无拔针,以左手随病所按之,乃出针复刺之也。"(此法治上下左右游走不定、痛无常处之行痹,当直刺痛处之内,留针而不立即出针。再用左手循按其痛处,而推引之,然后出针重刺,以愈为止,故曰报刺。)"三曰恢刺:恢刺者,直刺傍之,举之前后,恢筋急,以治筋痹也。"(此治筋痹的此法,将针直刺筋旁之郄处,捻转针头向前向后,扩大针孔,以舒缓筋急的症状,故曰恢刺。)"四曰齐刺,齐刺者直入一、旁入二,以治寒气之小深者。或曰三刺,三刺者,治痹气之小深者也。"(此治寒痹之病,邪小而深者之刺法也,用一针直刺之,另用三针从旁刺入之,因用三针同刺,故曰齐刺或三刺。)"五曰扬刺:扬刺者,正内一、傍内四而浮之,以治寒气之博大者也。"(此治寒气博大之痛痹的 种此法,正内一旁内四,而又浮举其针以扬之,故曰扬刺。)"六曰直针刺:直针刺者引皮乃刺之,以治寒气之浅者也。"(此治疗寒气较深的痹病一种刺法。先用针引起穴位上的皮肤③,然后将针沿皮刺入,不伤肌肉故曰直针刺。)"八曰短刺:短刺者,刺骨痹稍摇而深之,致针骨所,上下摩骨也。"(此治疗骨痹的一种刺法,先稍摇动其针而后深入之,使针达于骨所,然后上下摩擦其骨,以散其邪气,故曰短刺。张志聪谓:"短刺者,用短针深入而至骨"其意较通。)"九曰浮刺,浮刺者,傍入而浮之,以治筋急而寒者也。"(此治筋急源于寒性筋痹的一种刺法,是傍入针而浮举之,即刺浅浮的肌表,故曰浮刺。)"十一曰傍针刺:直刺傍刺各一,以治留痹之久居者也。"(此治久痹的一种方法,即直刺一针,傍刺一针,故曰傍针刺。)

(3)周痹与众痹的刺法:①周痹:《灵枢·周痹》曰:"病从下上者,先刺其

---

① 不可直刺,恐中心脏也:偶刺法不仅可以用来治疗心痹,而且可以用来治疗多种疾患,其取穴亦随病情不同而不同。故此处"直心若背"一句解释为当胸(腹)与背更为妥当。此外,尚无条文可证实《灵枢·官针》所述偶刺取穴为心脏附近,从其取穴思路来看,"傍刺之"理解为斜刺以防伤及重要脏器更为妥当。然中医尚有"腹深如井,背薄如纸"之说,故而背部针刺角度为斜刺,以免伤及重要脏器。

② 中府:为肺经之募穴。心痹取巨阙、心俞为俞募配穴法。

③ 先用针引起穴位上的皮肤:《类经》十九卷第五注曰"直者,直入无避也""引起其皮而刺之,则所用不深",意指直针刺的操作为用手拉起皮肤,将针沿皮浅刺直入。

上以过之,后刺其下以脱之。"此说明刺周痹时,必须在①疼痛发生部位决定治疗方法。凡疼痛由上而下者,则先刺以下的经穴,后刺以上的经穴。如疼痛由下而上者,则先刺以上的经穴,后刺以下的经穴。这是《内经》刺法的先后顺序,应当加以注意。所谓"以过之"与"以脱之"的意义,皆是除去病邪的含义,张景岳谓:"过者去之之谓,脱者拔绝之谓,先刺以过之去其标也,后刺而脱之拔其本也。"其论述较为适当。② 众痹:《周痹》篇谓:"刺此者,痛虽已止,必刺其处,勿令复起。"此说明治疗众痹,痛虽已止,症状消失,但须在原痛处,再用针刺一至三次左右,方能防止复发。"周痹"与"众痹"之病名是根据两者发生之症状情况而命名的,亦属于经络体表之痹病,但其刺法不同于筋、骨、肌等诸痹耳。

(4) 骨痹、筋痹、肌痹的刺法:《素问·长刺节论》已言其症状,兹将本篇之刺法,分述如下:① 骨痹的刺法:"深者刺,无伤脉肉为故,其道大分小分,骨热病已止。"因病在骨故当深刺之,以候骨气,为因其针道,在于大小分肉之间,故当从其道,而无伤脉肉也。候骨气至而针下热,病即已而可止针。② 筋痹的刺法:"刺筋上为故,刺分肉间不可中骨也,病起筋炅病已止。"因病在于筋,故当刺在筋,筋在分肉间,而生于骨,故当从分肉内针,而不可中骨也。筋舒而病起,筋热而病已,即当止其针。③ 肌痹的刺法:"刺大分小分,多发针而深之,以热为故,无伤筋骨……诸分热尽,病已止。"痹病在肌肉,故宜刺大小分肉之间,应多发针而深取之,然不能伤于筋骨,故不可中骨也。候针下气至而诸分肉间尽热,则病已可以止针矣。

按以上三种痹症的刺法,欲使骨、筋、肌肉各部针下发生热感当用烧山火手法,效果较佳,肾痹尤为显著。再如《灵枢·官针》篇尚有"关刺""合谷刺""输刺"三种刺法,以治筋、肌、骨痹。"关刺者,直刺左右尽筋上,以取筋痹,慎无出血,此肝之应也。"此谓刺左右四肢关节附近筋的尽端处,以治筋痹。慎无出血,因血能养筋,出血则伤筋,肝主筋,刺筋所以应肝。"合谷刺者,左右鸡足针于分肉之间,以取肌痹,此脾之应也。"此谓痹邪在肌肉之间,其气广大,故用合谷刺的方法(非指合谷穴)将针刺入后,再提到分肉之间,向左右两侧各斜刺

---

① 在:据上下文宜改为"根据"。

一针,如鸡足形。适用于肌肉痹症,因脾主肌肉,取肌肉以应脾。"输刺者,直入直出,深内之至骨,以取骨痹,此肾之应也。"此谓治疗骨痹,宜用直刺深内至骨部之输刺法,因深刺能输泻骨部之痹邪,故曰输刺。肾主骨,故深刺至骨以应肾。

关于经筋为病,亦与筋痹有关,《灵枢·经筋》中所论手足三阴三阳各经经筋①之症候,其治法皆是:"治在燔针劫刺,以知为数,以痛为输。"又曰:"焠刺者,刺寒急也,热则筋纵不收,无用燔针。"按所谓燔针劫刺,即烧针法用火气以劫散其寒邪也。以知为数,是治疗筋痹之病,不限定时间与日期,以见功效为度。以痛为输,是指针刺筋痹,不必局限于正经穴位,可在其痛处为腧穴而施以针刺。《太素》谓:"疗痹之要,以痛为输"其意皆同。焠刺亦即燔针②,乃治疗痹证之刺法。但属于寒性者,可用燔针劫刺,如属于热性筋痹,则不宜用此法。他如《灵枢·五邪》治疗骨痛阴痹:"取之涌泉、昆仑,视有血者尽取之。"《寒热病》篇治疗骨痹:"取三阴之经补之",是按经络原理而取经穴以治骨痹,可与骨痹、筋痹之刺法,互相结合研究,在于临证时善于掌握运用耳。

(5)刺寒痹、内热之治法:《灵枢·寿夭刚柔》篇曰:"寒痹之为病也,留而不去,时痛而皮不仁。刺寒痹内热,奈何? 曰:刺布衣者,以火焠之。刺大人者,以药熨之。曰:药熨,奈何? 用醇酒二十斤,蜀椒一斤,干姜一斤,桂心一斤,凡四种皆㕮咀,渍酒中,用棉絮一斤、细白布四丈,并内酒中,置马矢煴中,盖封涂,勿使泻,五日五夜出布棉絮,曝立干,干复渍,以尽其汁。每渍必晬其日,乃出干。干,并用滓与棉絮,复布为巾,长六七尺,为六七巾,则用之生桑炭炙巾,以熨寒痹,所刺之处,令热入至病所,寒复炙巾以熨,三十遍而止。汗出以巾拭身,亦三十遍而止。起步内中,无见风。每刺必熨,如此病已矣,此所谓内热也。"从经文意义来看,寒痹者,其寒邪在留于经络之中,故时痛而皮不仁,治法必温通经络,使热气入,血脉流通,腠理开发,寒邪从汗而出,方能达愈病之妙。以火焠之,即火针也。按古人药熨内热之法,颇有深意,所用酒、椒、姜、桂四味其性皆辛温燥热,能通营气而散除寒邪,每熨凡三十遍而止,恐寒邪未

---

① 经筋:原无,据文义补。
② 焠刺亦即燔针:一般认为"焠刺"类似于现代临床中的火针,而"燔针"则类似于温针。

尽也,寒邪尽则阳气复而内热生,故可以治愈寒痹,愈后亦无复发之虞。此外,本篇治疗"久痹",有放血之法,曰:"久痹不去身者,视其血络,尽去其血。"此亦治痹之一刺法也。

据个人实践经验,凡刺寒痹之疾,运用烧山火手法,亦能使生内热,效果甚佳。凡《内经》刺寒痹之法,皆以使内热生为治疗原则。如《刺节真邪论》曰:"凡刺寒痹曰以温,徐来徐往致其神,门户已闭气不分,虚实可调其气存。"此亦刺寒痹内热之法,"温"亦热也。乃温其正气也,正气复则寒邪去,徐来徐往,谓用补法,轻微捻针,徐入徐出,以致其阳气,补后出针闭其穴,而真气不泄,则虚实可调,真气可存,故刺寒邪必使之温也。《灵枢·官能》又曰:"大寒在外,留而补之。"杨上善说:寒在皮肤,留针使针下热,寒入骨髓,亦可留针使然。《素问·调经论》亦曰:"病在骨,焠针、药熨。"与上述"以火焠之,以药熨之。"其意义皆同。《素问·气穴论》又曰:"积寒留舍,营卫不居,卷肉缩筋,肋肘不得伸,内为骨痹,外为不仁,命曰不足,大寒留于溪谷也。"此所谓大寒之邪,流注于谿谷之间,以致筋骨皆为病也。因寒邪深入至骨,故曰骨痹,亦谓之寒痹或痛痹,皆可用刺寒痹内热之法耳。

(6)脏腑痹病的刺法:《素问·痹论》曰:"以针治之,奈何?曰:五脏有俞,六腑有合,循脉之分各有所发,各随其过,其病廖也。"此说明治疗痹证,要先审查病邪之所在,然后循经取穴,如痹在五脏则取五脏之俞穴(五脏穴之俞穴),病在六腑则取六腑之合穴①,因脏腑之五俞穴,在经络循行部分,皆有脏腑脉气所发,故随其经脉所过之处,而施以针治,则痹病能治愈矣。统观以上《内经》之《灵枢》《素问》各篇,刺痹之法,已示人以准绳,为治疗诸痹之纲领,刺法之原则。在于医师临床时,善于审查病情,确定诊断,辨明经络,据症分经,因经选穴,运用补泻手法,以达到扶正祛邪,则痹证虽变化多端,不难迎刃而

①　痹在五脏则取五脏之俞穴(五脏穴之俞穴),病在六腑,则取六腑之合穴:《素问·痹论》中描述了五脏痹的症状"凡痹之客于五脏者……脾痹者,四肢懈惰,发咳呕汁,上为大塞",并提出"六腑亦各有俞,风寒湿气中其俞,而饮食应之,循俞而入,各舍其腑也"。由此观之,"五脏有俞,六腑有合,循脉之分各有所发,各随其过,其病廖也"所述似为风寒湿邪入于五脏、六腑之时的治疗方法。而背俞穴为脏腑之气输注于背的孔穴,《灵枢·背腧》将之描述为"五脏之腧,出于背者",认为取之可直接调节脏腑之气。《灵枢·邪气脏腑病形》中提出"合治内腑""此阳脉之别于内,属于腑者",认为下合穴直接通达内腑,取之可直接调节脏腑之气。

解矣。

附：《甲乙经》针刺痹症的腧穴：

《甲乙经》卷十"阴受病发痹"上下两篇汇集了《内经》之《灵枢》《素问》及《太素》有关痹病的记载，系统地整理归纳，为治疗痹病必须参考的经典著作。兹将其按症取穴一部分，引录于下：① 足髀不可举，侧而取之，在枢阁中（即环跳穴）以员利针，大针不可。② 膝中痛，取犊鼻，以员利针，针发而间之，针大如氂，刺膝无疑。③ 足不仁，刺风府。④ 腰以下至足清不仁，不可以坐起，尻不举，腰俞主之。⑤ 痹，会阴及太渊、消泺、照海主之。⑥ 嗜卧，身体不能动摇，大湿，三阳络主之。⑦ 骨痹、烦满，商丘主之。⑧ 足下热痛，不能久坐，湿痹，不能行，三阴交主之。⑨ 膝内廉痛引髌，不可屈伸，连腹引咽喉痛，膝关主之。⑩ 痹，胫重，足跗不收，跟痛，巨虚下廉主之。⑪ 胫痛，足缓失履，湿痹，足下热不能久立，条口主之。⑫ 胫苦苦痹，膝不能屈伸，不可以行，梁丘主之。⑬ 膝寒痹不仁，不可屈伸，髀关主之。⑭ 肤痛痿痹，外丘主之。⑮ 膝外廉痛，不可屈伸，胫痹不仁，阳关主之。⑯ 髀痹引膝股外廉痛，不仁，筋急，阳陵泉主之。⑰ 寒气在分肉间痛，上下筋痹不仁，中渎主之。⑱ 髀枢中痛不可举，以毫针寒留之……长针亦可。⑲ 腰胁相引急痛，髀筋，胫痛不可屈伸，痹不仁，环跳主之。⑳ 风寒从足小指起，脉痹上下，带胸胁痛无常处，至阴主之。㉑ 足大指搏伤，下车柽地，通背指端伤为筋痹，解溪主之。

以上甲乙各种痹症之针治腧穴，是按人体经络皮肉筋骨各部发病之症状，每病而列一主穴，临症时可根据病情，除主穴外，亦可采用循经取穴之法，再选定其他重要经穴，化裁变通，庶能收治疗之效矣。

四、讨论

1. 痹病之范围

① 按《内经》痹论与周痹及其他诸篇有关痹病的文献记载，综合性地归纳、观察，认为与现代医学之"风湿性关节炎"许多症状是相互符合的，但中医所谓之痹病，尚不能完全包括"类风湿性关节炎"的各型症状，必须进一步加以研究探讨。② 除《内经》之痹病记载外，仲圣《金匮要略》中，亦有关于痹病的论述，在临证时应加以审病辨证：如"痉湿暍"篇所谓："太阳病，关节疼痛而

烦,脉沉而细(一作缓)者,此名湿痹。"又曰:"风湿相搏一身尽痛""病者一身尽痛,发热日晡所剧者,名曰风湿,此病伤于汗出当风,或久伤取冷所致也""风湿相搏,骨节痛烦掣痛,不得屈伸,近之则痛剧,汗出,短气,恶风不欲去衣,或身微肿者。"又如"历节病脉"所谓之"诸肢节尽痛""病历节不可屈伸疼痛",以上风湿病与历节病种种症状,更进一步阐明了痹病之范围,补充了《内经》痹病的内容。他如《金匮》所谓之胸痹症状:"喘息咳唾,胸背痛短气""不得卧心痛彻背""心中痞,留气结在胸,胸满胁下逆抢心""胸中气塞,短气"等亦与《内经》五脏之痹有关,应互相结合研究,善于全面地辨证施治。他如《金匮》之血痹病所谓:"血痹阴阳俱微,寸口关上微,尺中小紧,外证身体不仁,如风痹状。"又曰:"脉自微涩,在寸口关上小紧,宜针引阳气,令脉和,紧去则愈。"综合以上仲圣《金匮》中有关痹病之论述,总的说皆可用针灸配合中药治疗,多数针灸医家,在临床中已有实践之经验,不独血痹一病专用针灸耳,他如后世历代医家在《内经》与《金匮》基础上亦有治疗痹病的经验著作,皆可博览以上广识见,兹不赘。

2. 明确诊断,辨证施治

治疗痹病在审查病情时,应以痹论风寒湿可致之行痹、痛痹、着痹为纲,再根据经络外形皮肉筋骨发病之症状,明确为是属于骨、筋、脉、肌、皮之五痹或众痹、周痹等何种痹症。如有外形之痹,已合入其所合之五脏,成为脏痹时,则辨别其症状属于何脏,断定为是属于心痹、肝痹、脾痹、肺痹、肾痹,何脏之痹病,辨证明确后,遵照《内经》治痹之原则与刺法,结合医者个人之实践经验,规定经穴处方,按病之虚实寒热运用补泻手法,施以针灸治疗,这样全面地辨证施治,方能起到应有的疗效作用。其属于久痹或其他屡治不愈之痹病,应细加研究其病理机制,深刻钻研《内经》诸痹之论述,探讨并寻找其治疗方法,进一步总结临床经验。

3. 经穴处方规律

针灸治疗痹症,其疗效如何,在于选穴是否符合病情。首先要根据《内经》治痹的原则,分经取穴,再结合《甲乙》治疗诸痹的主要经穴,按症状规定经穴处方。取穴不宜过多,宜以诸篇为主。同时结合医者个人的实践经验,在治疗痹病中某穴对某痹有特效,不必强求一律,硬性规定。总之以理论结合实践为原则,不从实践证明,就很难说明疗效。在治疗痹病选用经穴时必须掌握"以痛为腧"要与"循经取穴"互相结合运用。治疗暴痹,尤当注意,因针灸治疗痹症具有特殊止痛作用,如常取局部痛处之腧穴虽有立见功效之速,但往往复犯,若同时配合循经取穴则疗效巩固而持久。如常见痹症之腰腿痛,在痛势较重时,先取局部疼痛周围的腧穴,后针后溪与申脉之八法穴,或人中与委中穴(人中与委中专治胀痛特效),效果非常显著。此外,如治疗腰痛常用经穴无效时,必根据《素问·刺腰痛篇》所述阴阳各经表现之腰痛症状而据经取穴,方能收愈病之效。又如膝痛(膝关节炎)屈伸困难等症状亦为痹症之常见者,在取穴时亦要根据《素问·骨空论》治膝痛之部位循经取穴则效果明显,否则影响疗效("刺腰痛篇"与"骨空论"参阅《素问》,兹不引述)。

4. 针刺深浅度数

针治痹证之属于皮肉筋骨各部者,针刺之深浅与疗效有很大关系。临证施术必须特加注意。如《素问·刺要论》曰:"病有浮沉,刺有浅深,各至其理,无过其道。过之则内伤,不及则生外壅,壅则邪从之。深浅不得,反为大贼,内动五脏,后生大病。故曰:病有在毫毛腠理者,有在皮肤者,有在肌肉者,有在脉者,有在筋者,有在骨者,有在髓者。是故刺毫毛无伤皮,皮伤则内动肺……刺皮无伤肉,肉伤则内动脾……刺肉无伤脉,脉伤则内动心……刺脉无伤筋,筋伤则内动肝……刺筋无伤骨,骨伤则内动肾……刺骨无伤髓,髓伤则销铄胻酸,体解㑊然不去矣[①]。"《刺齐论》又曰:"刺骨者无伤筋,刺筋者无伤肉,刺肉者无伤脉,刺脉者无伤皮,刺皮者无伤肉,刺肉者无伤筋,刺筋者无伤骨。"从经文看来,是古人在治疗实践中总结出来的经验教训。因此用针刺皮、肉、筋、骨、脉外形之痹病,必须因病邪所在之浮沉,决定浅刺与深刺,依据病情及患者体质肥瘦之不同,应浅则浅,应深则深,浅深得宜,慎要细心,此乃治疗外形之五痹刺法之原则,医者宜严守《内经》诫喻,否则刺法相反,则引起不良后果。故《灵枢·官针》之处:"病浅针深,内伤良肉,皮肤为痛;病深针浅,病气不泻,支为大脓。"《终始》篇又曰:"在骨守骨,在筋守筋。"综上经文所述,吾辈针

[①] 原稿此处模糊不清,据《黄帝内经素问·刺要论》(田代华整理,人民卫生出版社出版)原文,此处疑为"髓伤则销铄胻酸,体解㑊然不去矣"。

医应当注意而勿忽视。

5. 治疗间隔日期

针灸治疗痹症,各地针灸同道规定之疗程日期不同,一般是治疗七次为一疗程,也有规定是十次或十次以上者,皆是根据病情之久暂,治疗之难易,而灵活规定,绝不能完全一致。但在疗程中针灸之间隔日期,则人人各殊,有的对新病患者,每日一次,或两次;病情较久的,则间日一次,或每周两次;亦有患者针后精神与体力疲劳不易恢复,或患者居处较远,往返困难,规定每周针一次者。以上种种情况是否完全符合于病情,治疗功效是否明显? 尚需进一步加以研究。

如按《内经》治疗外形与内脏疾患,其刺法根据患病日期之远近,定为发病九日者,可针刺三次即愈。如病期一月者,可针治十次而愈。平均间隔三日而一刺之。如《灵枢·寿夭刚柔》曰:"形气病之先后,内外之应,奈何? 曰:病九日者,三刺而已。病一月者,十刺而已。多少远近,以此衰之。"经意谓外因之风寒伤于形、内因之伤则病脏,由于人之感病有内外因之不同,日数亦各有多少远近之相异,以三日一刺之法,按病情之久暂远近,以此推算。此外《内经》又按内外因之病情,分别为易治与难治,而减少或增加治疗次数。如风寒伤形、形先病而尚未传入内脏者,其病尚在表,则按三日一刺之法,而减其半;如病九日,一至三次即可矣;如病一月,则刺五次为度。若内因伤脏之病,由内而达于外,外形又与内脏相应者,则为表里皆病,加倍其针刺之次数,仍是病九日而刺三次,病一月而刺十次。故又曰:"外因之病,难易之治,奈何? 曰:形先病而未入脏者,刺之半其日;脏先病而形乃应者,刺之倍其日,此月内难易之应也。"("月内"《甲乙》为"外内"其意较通)观《内经》三日一刺之治疗次数,可以测知痹病针治平均隔三日一次,似为适当。其病情较轻之外形五痹,只在皮肉筋骨,尚未入舍其内合之脏者,则一月内治疗五次即可耳。

从以上《内经》语义研究,我们现在治疗诸痹,按一般间日一次来说,十日内则刺五次,一月则刺十五次,已超过三日一次之数矣。是否古代所用之针较粗,故间隔日期宜多。现在所用之毫针较细,则应当间隔之日少,过多则效果不能持续,有待于共同本着临证实践经验之实例来解决这一问题。

6. 巩固疗效,防止复发

上面已经讲过,针灸治疗痹病,疗效是优越的,但效果不易巩固往往引起复发,其原因非止一端,要全面地加以探讨。如上述痹病之范围:明确诊断,辨证施治;经文处方;针刺深浅;治疗间隔之日期等,均为治疗痹病之关键,对巩固疗效,防止复发,具有巨大的影响。此外在治疗过程中,对久治不愈之痹病往往复发之患者,不能只凭一针一艾,而应采取各种治疗方法,如寒痹骨痹,病邪缠绵难愈的,在经常治疗乏效时,则可采用燔针与药熨之法,或用烧山火使针下循经发热之手法,亦可采取拔罐、温针、雷火针、醋酒疗法,电疗、红外线等各种疗法。总之因病施术,治法完备,医者与患者互相协作,坚持治疗效果是可以巩固的。如患者经用以上种种疗法之施治,症状消失,接近痊愈时,不可立即停止治疗,要继续针灸两星期左右以巩固疗效。如已根本痊愈,近期并未复犯者,亦可以于每月内治疗一次,连续针灸三个月左右,这样就不致再为复发。如《周痹》篇所谈的众痹刺法:"刺此者,痛虽已止,必刺其处,勿另复起。"就时古人治痹防止复发的有效办法,不独众痹如是,其他诸痹亦可愈后继续治疗,不可因病暂愈而停止针灸。同时在治疗中要掌握《灵枢·终始》十二禁刺之治疗原则,及患者在日常生活中,注意饮食起居,亦与巩固疗效有关,因饮食居处为痹病致发之根本原因,故亦必须加以注意,如单独强调治疗而忽视了患者自己应注意的种种事项,则疗效亦难巩固,也能引起复发。再如在治疗时期,如针灸效果不明显的患者,亦可配合中药治疗或佐以按摩疗法,相信不执一法,全面运用,疗效可以巩固而根绝复发之虞。

结　语

以上本文所述《内经》治疗诸痹的记载,因个人精力所限,不可能包括无遗,挂一漏万之处,一定很多。在讨论中所提出之六项问题,更为窥管之见,故有片面性和主观性。尚希全省针灸同道们,本着知无不言,言无不尽的精神,根据每个人的经验实践,多提批评意见,相互学习,交流经验,能在这次交流大会上,解决针灸治疗痹病的重要关键问题,以达到上级党对我们的期望!最后热烈希望各地针灸同道们:共同携起手来,团结一致,为使针灸治疗痹病在近几年内做出巨大的贡献,而尽上我们所有的一切精神力量!